神经性抑郁症
心理治疗专著

河源市科学技术协会资助

武术阴阳平衡模式心理疗法

钟碧来 著

中国书籍出版社
China Book Press

序

抑郁是一种复合情绪，心理工作者发现，抑郁症患者具有自杀倾向，医生在临床上采用药物治疗方式的比较多，但患者服药之后会对学习、工作、生活造成一定的影响，而且抑郁症治疗时间长、难度大，在临床上仅仅依靠药物治疗，效果并不理想。如果患者停止服药，症状复发的可能性很大，因此医学上常常把抑郁症称为"心理癌症"。如何彻底治愈抑郁症，一直是心理学界的难题。

为了解决这个心理学界的难题，钟碧来经过20多年的大量临床个案追踪和观测，发现抑郁症患者的主要致病诱因是正负情绪失去平衡，愉快、开心、平静等正性情绪体验很少，而痛苦、悲伤、失落、孤独、愤怒等负性情绪体验太多，即阳光的情绪占据极少，而阴暗的情绪占据太多，这称之为阴阳情绪心理失衡或阴阳心理失衡。如果抑郁症患者的情绪强度能够达到维持正负平衡的状态，就称之为正负情绪心理平衡或阴阳情绪心理平衡（简称"阴阳平衡"），在这种状态下抑郁症就能自愈，达到令人满意的效果，就可以免用药物治疗，避免药物治疗的不良反应。要使抑郁症患者的情绪达到维持阴阳平衡的状态，就必须找到能够维持平衡的支撑点，这是研究的一个难题，也是本书探讨的核心。我们从抑郁症的个案情绪失去平衡的主要缘由进行探讨，结果发现，情绪阴阳失衡（正负情绪失衡）的抑郁症患者都有以下几个共同的特征：抑郁症患者非常关注自我荣誉、名声，即有过度强烈的自尊心；非常在意别人的评价，致使不敢与他人交往，不善于处理复杂的人际关系；非常关注自我体验，使其主观的情绪情感投射到自我以外的客体中去，这些体验称之为触景生情、触景伤情的主观体验，是自我多愁善感的体验，这些情绪情感的体验是非理性的；另外，抑郁症患者不关注客体事物本身，缺乏科学、理性和客观分析事物的能力。

那么，如何能让抑郁症患者的情绪达到阴阳平衡的状态？

第一，使正负情绪心理能量进行转化（如何操作转化技术）；第二，对自我主观的情绪情感与关注客观事物本体进行分离（分离技术如何操作）。这两点所使用的技术是本书必须探讨的重要核心技术，也是维持抑郁症阴阳平衡状态的具体操作核心技术。由于阴阳平衡技术在武术的应用中已经特别成熟，因此笔者从武术运动存在情绪能量转化的过程中得到启示，将本书命名为《武术阴阳平衡模式心理疗法》。

这种模式心理疗法仅适用于神经性抑郁症、强迫症、焦虑症和失眠患者的治疗，而不能适用于精神性抑郁症和精神分裂症患者。

经过笔者多年的临床实践和大量个案的验证，结果证明武术阴阳平衡模式心理疗法是可靠安全的，而且其效果比较理想，复发率低，到目前为止，经该疗法治疗的抑郁症患者还未出现复发的迹象。该疗法不仅避免了服药的副作用和药物风险，使治疗费用大幅度降低，而且第一次治疗需要50~60分钟，以后每次治疗只需要30~45分钟即可，这种模式也适用于团体心理治疗和团体心理辅导。使用武术阴阳平衡模式心理疗法的心理工作者，必须遵守心理治疗和心理咨询的职业操守准则。

  武术阴阳平衡模式心理疗法，实质上来说，是笔者在心理咨询和心理治疗临床个案经验和理论基础上独立自创的模式，融入了笔者的观点和实践，是笔者工作片刻之余由少量的文字精选组合而成的。全书共分为上、中、下三篇，章节的结构简单：上篇为"武术阴阳平衡模式心理疗法原理"，中篇为"抑郁情绪理论原理"，下篇为"武术阴阳平衡模式心理疗法个案实施"。该疗法现在仅仅是初步的探索，与真正形成经典的理论还有一段距离，它还有待完善，有待深入学习和进一步的实践检验。由于笔者水平和能力所限，书中必然存在一些不足之处，敬请各位读者予以批评指正，以便进一步改正和完善。

钟碧来

2015年11月16日

目 录

上 篇
武术阴阳平衡模式心理疗法原理

第一章 武术阴阳平衡原理分析 ………………… 015
 第一节 武德控制负性情绪和行为 ……………… 015
 第二节 武术阴阳平衡原理概述 ………………… 019
 第三节 大脑电位的阳极和阴极原理能量变化 …… 026
 第四节 人体阴阳动态的平衡系统 ……………… 031

第二章 武术阴阳平衡运动转化 ………………… 035
 第一节 武术阴阳运动的启示 …………………… 035
 第二节 武术阴阳平衡的互根互用 ……………… 037
 第三节 武术阴阳理论对心理治疗的启发 ……… 040

第三章 物理生理平衡与心理平衡关联分析 …… 043
 第一节 武术阴阳平衡运动对人体物理系统
    平衡的影响 ……………………………… 043
 第二节 武术阴阳运动对生理平衡的调适 ……… 047

第三节 武术阴阳运动的心理影响分析 …………… 049

中 篇
抑郁情绪理论原理

第四章 情绪与生理平衡关系 …………………………… 055
第一节 情绪变化的基础 …………………………… 055
第二节 生理与情绪的因果联系 …………………… 061
第三节 生理与情绪心理等级的平衡关系分析 …… 068
第四节 情绪的复合成分平衡分析 ………………… 073
第五节 认知对负性情绪产生的影响 ……………… 078

第五章 抑郁症与情绪疾病 ……………………………… 083
第一节 抑郁的概述 ………………………………… 083
第二节 抑郁症的情绪心理分析 …………………… 087
第三节 遗传基因与情绪致病因素分析 …………… 101
第四节 情绪与抑郁的记忆关系分析 ……………… 109
第五节 情绪调节的神经机制 ……………………… 112

第六章 抑郁症患者的情绪失去平衡案例分析 ………… 119
第一节 个案的情绪体现特征分析 ………………… 119
第二节 情绪转化操作的个案咨询手记 …………… 121

第七章 抑郁症患者不平衡分析 ………………………… 139
第一节 抑郁症患者内隐记忆与外显记忆
　　　　失衡分析 ………………………………… 139

第二节　情绪调节分析 …………………………………… 143
　第三节　本我与自我的平衡分析 ………………………… 146

下　篇
武术阴阳平衡模式心理疗法个案实施

第八章　武术阴阳平衡模式心理疗法实施 …………………… 155
　第一节　本我与自我失衡的根源填补 …………………… 155
　第二节　武术阴阳平衡模式心理平衡的
　　　　　支撑点分析 ……………………………………… 168
第九章　武术阴阳平衡模式心理疗法能量转化 ……………… 171
　第一节　心理能量转化概述 ……………………………… 171
　第二节　心理能量转化具体操作概述 …………………… 182
　第三节　武术阴阳动力能量转化实施的具体操作
　　　　　示范 ………………………………………………… 186
第十章　武术阴阳平衡模式心理能量转化案例分析 ………… 197
　第一节　阴阳平衡模式心理能量概述 …………………… 197
　第二节　武术阴阳平衡模式心理疗法能量转化
　　　　　个案具体操作 …………………………………… 199
　第三节　武术阴阳平衡模式心理治疗案例报告 ………… 202

参考文献 …………………………………………………………… 287
后　记 ……………………………………………………………… 288

上篇

武术阴阳平衡模式心理疗法原理

问题的提出

我们每个人都会存在心理现象，而心理现象的发生需要一定的过程，这些过程总体来讲主要包括认知过程、情感过程、意志过程，这三种心理过程之间密切联系，每个过程都比较复杂。情绪情感过程离不开认知过程，认知一旦出现问题，情感就可能出现问题。情绪心理可以分为正性情绪和负性情绪，即正面情绪和负面情绪。情绪心理从出生的哭声中开始，直到生命的结束为止，伴随着人的终生。我们都曾经历喜、怒、哀、乐等情绪，也体验过愉快、悲伤、痛苦、孤独、失落等情绪，这些情绪如果能够在较短时间内得到合理调节，对我们的身心则不会产生太大的影响；如果长时间处于悲伤、痛苦、焦虑、压抑的状态之中，则容易对我们的身心构成威胁并造成伤害，甚至诱发身心疾病。

情绪的产生来源于我们的需要，不过，有些需要是合理的，有些需要则并不合理，需要是否合理与个人的认知和个性相关，因此，情绪的产生和形成变得更为复杂。心理治疗师做情绪心理调适和治疗时，常常从胎儿时期开始搜集求助者的有效心理信息资料，尤其是挖掘抑郁症产生的根源、搜集其有效信息资料，都会从患者的先天和后天两方面进行。每位抑郁症患者致病心理问题的形成原因也是各不相同的，有的是自身的个性原因造成的，这称为内因的作用；有的是成长环境造成的，这称为外因的作用。致病往往不是单方面的因素，基本上是内因和外因双重作用的结果。

内因是来自个体本身内部的自我刺激，而外因则来自个体外部环境的信息刺激。心理健康者无论是内部刺激还是外部刺激产生的心理能量，由于能够合理、迅速地进行转化，使正负心理能量能达到平衡状态；心理非健康者则相反。

正负情绪心理能量水平失衡现象，是心理问题中常见的现象，也是普遍存在的心理问题。

案例 1

胡某，23岁，男，汉族，高中文化，无固定职业，正在谈恋爱，恋爱关系已有两年之久。准备谈婚论嫁时，双方都提出要办结婚登记手续和婚礼，其中结婚戒指、新娘衣物等信物（含手机、聘礼）等，加起来一共需要1.2万元，可是胡某身无分文，没有固定的收入，又没有其他经济来源。于是他陷入两难的境地：一方面，在女友面前不能失信，要好好地表现一下，表示真心爱她，渴望把结婚大事办好；另一方面，他又没经济能力支撑办好结婚大事。眼看婚期将近，他开始焦虑，越接近婚期，对经济的需求加强，焦虑情绪就越强，抢劫、偷窃心理动机开始产生。他想，抢劫动作太大，偷窃比较隐蔽，他认为偷窃的钱是没有人知道的，能办好婚事就可以了。他思考了一个星期，最后下定决心偷钱，偷窃动机和行为终于形成。他连续四次偷窃作案，第一次入室偷窃作案，非常顺利地偷窃6000多元，没有人发现，他非常开心；第二次入室偷窃作案同样很顺利，偷窃了8000多元；第三次也非常顺利，偷窃了7000多元，比第二次少了1000元多；第四次再次入室偷窃作案却被警察抓个正着。当警察询问为何入室偷窃时，他回答，为了结婚。

下面截取警察审讯过程片段。

警察：你为何入室偷窃？

胡某：我准备结婚，可是没有钱。

警察：你是第几次入室偷窃？

胡某：第四次。

警察：你结婚需要多少钱？

胡某：当时算了一下，一共需要1.2万多元。

警察：第一次入室，偷窃了多少钱？

胡某：6000多元。

警察：还有其他首饰卖了多少钱？

胡某：没有卖。

警察：你为何不卖？

胡某：准备送给我的女朋友，做结婚首饰用。

警察：第二次入室，偷窃了多少钱？

胡某：8000多元。

警察：你两次加起来多少元？

胡某：1.5万元左右。

警察：你结婚不是需要1.2万多元吗？这已经够了，为何还要进行第三次入室偷窃？

胡某：想搞多一点儿。

警察：你的女友知不知道你的行为？

胡某：不知道，想搞多点儿钱，结婚时会比较有面子。

警察：你不怕搞多被抓到？

胡某：也想过被抓，我也会很紧张和害怕，第一次、第二次都没有被抓，就认为抓不到自己。我一想到要结婚的事情，就行动了。

从以上警匪对话来分析，一方面，胡某进行偷窃为了结婚时钱和面子的尊严；另一方面，偷窃他人财物的行为却是无视尊严的，这属于一种典型的失衡情绪心理问题。为了结婚和面子都是需要心理，胡某认为没有钱，结婚的事情就可能不会成功。事实上，胡某的女友并没有说没有钱就不结婚，没有钱结婚不成是胡某自己想象出来的，导致产生紧张、焦虑的情绪，为了尽快消除紧张、焦虑，于是他就产生了入室偷窃的动机，实施了偷窃作案的行为。

胡某在入室偷窃前和实施过程中有过紧张和焦虑的情绪，但很快就消失了，因为钱到手了，抵消了胡某的紧张、焦虑情绪。因此，胡某产生了第二次、第三次入室偷窃的动机和行为。胡某为了满足结婚费用的需要，从而产生了入室偷窃财物的动机、行为的不合理需求，其实他自己也知道入室偷窃是不合理的、违法的、会被抓的，但最终明知不可为而为之。这是为何？这就是我们所要关注的焦点，是我们探讨的关键所在。

胡某的情绪心理是由于失衡产生的，原因是胡某存在着过度的虚荣心理和自尊心理，为了结婚用钱，在女友面前装出有能力赚钱的形象，为了维持这种能力形象，从而产生入室偷窃的动机行为。随着婚期到来，焦虑情绪强度随之增大，产生入室偷窃的动机行为就越强。本来胡某可以用自己的辛勤劳动来努力赚钱，或者向亲戚朋友请求提供帮助，比如借钱，但他没有这样做。由于婚期的到来，越发产生紧张、焦虑的情绪，婚期来临之前的一段时间他的负性情绪心理能量越来越强，致使胡某入室偷窃的动机和行为的能量发酵，推动了负性行为出现，胡某盗窃就成了现实。因此，胡某的正性心理与负性心理的失衡，称之为"阴阳心理失衡现象"。如果胡某自己依靠自己的辛勤劳动努力赚钱，或借钱待日后做工还钱的正性心理能量水平较高，就会压制偷窃的负性心理行为。

案例2

一位求助者，刘某，20岁，女，汉族，身高1.60米，大学文化，汉语言文学专业，衣着打扮端庄、整洁，肤色洁白，出生顺产，无遗传病史，父母均在工厂做工。2013年5月10日21时，在某宿舍区7楼传来"救命"的声音，原来是刘某在自己的宿舍中拿刀自杀，又喊"跳楼"，由于及时对其进行了心理危机干预处理，自杀未遂。原因是当天下午，她与男友打羽毛球，打完后，她先回宿舍。傍晚的时候，他的男友与另一位女同学在一起散步，正巧被她看到，她心里接受不了，当即打电话给她的男朋友，要求男友晚上8点必须回来见她，如果不回来她就自杀。她的男友没有在晚上8点回来见她，她焦急地等到晚上9点，男友依然没有回来见她，她便拔刀割脉自杀，幸亏舍友及时发现报案，才使其自杀未遂。根据她的舍友汇报，她已经是第三次自杀行为，校方已对她及时采取心理干预处理。

下面是患者与心理咨询师长达30分钟的心理危机对话

选段。

　　心理咨询师：你被骗了，心中感觉特别难过，是吗？

　　求助者：是的。

　　心理咨询师：我很理解你的心情。我也特别讨厌骗子，尤其是欺骗感情的男人。

　　求助者：他就是一个骗子，他总是与其他女孩一起散步，我实在受不了。他上一次答应我不和其他女孩散步，今天出尔反尔，他竟然又和她在一起（情绪非常激动）。

　　心理咨询师：你先喝点水，先把眼泪擦干。你认识我吗？

　　求助者：认识你，我听过你的心理讲座。

　　心理咨询师：我的课好听吗？

　　求助者：好听，很喜欢听你的心理讲座。

　　心理咨询师：下一个星期我还有心理讲座。

　　求助者：什么题目？（一边说一边擦眼泪）

　　心理咨询师：《如何识破说谎》，把手伸出来给老师，把刀放下。

　　求助者：老师，我应该怎么办？（一边把手伸出来，一边把刀放下）

　　心理咨询师：我们一起努力，我们一起来解决。

　　求助者：老师，我现在最相信你了。

　　事后，根据家长的报告得知，她是抑郁症患者，高中期间曾在医院治疗过，一直未愈；在医院的病历结果显示，其抑郁情绪和强迫怀疑心理比较显著，情绪特别容易激动，多愁善感,并伴有晕血症。

根据案例2的结果表明,求助者之所以产生自杀行为,不是因为与这位男友谈恋爱才自杀,这只是一条导火索,如果她与其他男孩谈恋爱也有可能产生自杀行为,主要原因在于求助者的个性问题。她的个性是追求完美,以自我为中心,她把男友当作神圣不可侵犯的附属品,其他女孩不可以靠近她的男友,如果有女孩一旦靠近他的男友,她就理解成侵入,害怕别人抢夺她附属的物质,因此她绝对不允许其他女孩靠近男友,一旦靠近,她就会产生紧张、焦虑、害怕、多愁善感的负性情绪心理,而这种情绪心理一旦增强,就驱动她以死相逼的自杀倾向和行为产生。在她心里,譬如善解人意、宽容理解、良好的人际关系等正性心理因受到挤压而开始萎缩,抑郁、紧张、焦虑、害怕男友被别人占有的负性情绪心理逐渐扩大,正负情绪心理逐渐失去平衡。在恋爱期间愉快的情绪并不多,反而不愉快的情绪强度增强,致使求助者的情绪心理失衡,于是引发其失眠、焦虑、抑郁、人际交往不顺等阴暗一面的心理,我们称之为"心理不够阳光"。心理阳光的一面难以体现,求助者给人的感觉是不够阳光的,所以同学们渐渐离她远远的。因此,她孤独寂寞、抑郁寡欢的心理逐渐加强,因为她孤独寂寞、敏感、情感专一,所以非常害怕失去男友,害怕其他女孩靠近他的男友。由此可见,她产生自杀的主要因素是正负情绪心理失衡。

由于抑郁症患者的自卑、想象、自尊心过强、能力不足、不合理的需要等为主要的内部刺激,特别是想象挫折对个体自我刺激占很大的比例,抑郁症患者对将来没有或者根本不可能发生的事件进行加工想象，完全是患者自己扩大化想象出来的，这就是想象挫折。抑郁症患者的想象挫折有的是对曾经发生事件进行的再造想象，想象出比现实发生的事更加糟糕；有的是对将来没有发生但有可能发生的事件进行加工想象，进行无休止的扩大；有的事件是未来根本不可能发生的，患者自己却进行加工想象，这完全是抑郁症患者自己想象出来的，甚至无限扩大化的想象，事件本来不糟糕，而是想象得太糟糕。这些信息刺激对个体所产生的负性情绪心理能量能够转化与否，是个体心理是否健康的关键所在。如果个体能够转化负性情绪心理能量，并使其得到合理的控制，正负情绪心理能量处于平衡状态，个体心理就是健康的。如果不能转化负性情绪心理能量，任其发展和长时间的囤积，正负情绪心理能量处于不平衡的状态，则会致使个体心理不健康。

在农村的抑郁症患者大部分得不到良好的治疗。目前，只有市级、省级医院才有精神科和心理医生，或者才有专门的心理医院和精神医院的医疗机构。在医院大多采用药物治疗，不过有的药物价格比较昂贵，许多农村的抑郁症患者因承受不起医药费而放弃治疗，并且由于对心理问题、抑郁症了解不多，有的抑郁症患者家属还邀请巫婆来装神弄鬼；有的抑郁症患者即使得到相应的治疗，也不能痊愈，复发率比较高，并且服药的副作用较大，有的会产生头晕、全身乏力、容易入睡等症状，不仅会影响患者的工作和生活，有的甚至会因此失去工作、爱情乃至亲朋好友，结果导致患者处于更为孤独、不愿交往的心理状态；有的复发时抑郁情绪会更加严重。因此，人们常常把抑郁症称之为"心理癌症"。

目前，治疗抑郁症采用的森田疗法和认知疗法、音乐疗法等模式，并非每位抑郁症患者都能适用。比如音乐疗法，对有的抑郁症患者是不适用的，患者采用这种方法反而会加重抑郁情绪的发展：有的无法静下心来听音乐，或根本听不进去，进而产生抗拒心理；有的不愿意走出家门，整天待在家里，躺在床上，郁郁寡欢，致使抑郁情绪恶性循环，最终甚至会选择自杀。抑郁症患者在自杀前夕，常常是没有前兆的，也不知道何时自杀，大部分自杀是突发性的，所以抑郁症患者的自杀率较高，自杀倾向和行为难以防范。自杀的原因基本上是相似的，抑郁症患者感到自己活着是没有意义的，是多余的、痛苦的。

抑郁症患者的治疗模式中，采用药物治疗的方式较多。在临床实践中，能否找到不用药物也能治疗抑郁症的方法？这是一个难题。

我们通常会说"心病还需心药医"，那么，应该去哪里找抑郁症患者的"心药"？如何去研究"心药"？从临床个案分析，抑郁症患者的心理问题，总体可以归纳为两个方面失衡：第一，负性情绪时间占大部分，正性情绪时间占少部分，即负性情绪活动时间大于正性情绪活动时间；第二，负性情绪强度得到加强，正性情绪强度得到减弱或抑制，即负性情绪能量驱动负性倾向和行为显著，正性情绪能量驱动正性倾向和行为不显著，负性情绪能量驱动力大于正性情绪能量驱动力。因此，抑郁症患者的总体特征体现为多愁善感、情绪压抑、情绪不稳定或波动大，人际关系交往困惑甚至不想与别人交往，无法自我控制，甚至情绪达到失控的状态（情绪自动化失控)。抑郁症患者的心理通常以阴暗的一面体现,阳光的一面心理难以体现,这称之为"阴阳失衡心理",也称为"阴阳失衡"。

抑郁症患者的负性情绪能量具有很强的驱动力,并且情绪和动机是在需要的基础上产生的,即来源于需要。动机是指引起和维持个体的活动,并使活动朝向某一目标的内部心理过程和内部动力,人的各种活动都是在动机的作用下向着某一个目标进行的。抑郁症患者患病有一个重要因素,那就是自尊的需要。由于过度的自尊,在没有得到满足时,其就会认为自尊被伤害,或者没有面子、没有荣誉,这些附属需要的内驱力也就随之产生;如果再次没有得到满足,附属需要的内驱力就会不断增强,情绪能量致使内驱力随之增强,因此,抑郁症患者常常表现为无法自控情绪。在心理治疗模式中,如果要消除抑郁症患者负面情绪能量所产生的内驱力,可以尝试采取两种模式:第一种模式,利用药物控制神经系统使其达到稳定情绪;第二种模式,对负面情绪能量的内驱力进行转化,如采用运动的动力模式的外驱力转化负性情绪,使正负情绪逐渐平衡。

第一种模式,利用药物控制,已经在医院的治疗机构使用很长时间,效果不是很理想。通过药物控制神经系统,至少会产生两种副作用:其一,患者服药之后会感觉很累、疲乏,影响个人的学习、工作和生活;其二,在药物的作用下身体会发胖,导致患者担心自己的体型不苗条,害怕被别人瞧不起,自尊心又会受到影响。因此,一旦停止服药,抑郁情绪又会复发。在临床的个案中抑郁症状常常复发是普遍现象,有的抑郁症患者复发后会感到绝望,最终甚至会选择自杀来解除痛苦。

第二种方式，采用情绪能量转化的模式，可以避免药物副作用的出现，把内驱力转化为运动和心理平衡模式，增强意志和体质，提高患者的免疫功能，达到使抑郁情绪自动消除的目的，是目前比较理想的心理治疗模式。这种模式通过20多年的临床个案得到验证，治疗效果比较理想，没有副作用，复发率比较低，目前复发的个案尚未发现。

通过多年的心理临床个案观察治疗发现，抑郁症患者大部分是缺乏运动且不喜欢运动，想得太多但做得太少，情绪化比较严重，自尊心过度，没有正性的兴趣爱好。有正面兴趣爱好者，也很少具有严重的心理问题，因为有爱好兴趣者，注意力集中于兴趣爱好中，在兴趣爱好中获得了愉快的情绪，很少关注自我。

以下四种类型的人很少出现严重的心理问题，即使出现心理问题，也会很快消除或自我解除。

第一种类型，好吃型。情绪稳定，性格外向，喜欢动手操作，做菜做饭，以吃会友，善于交往，不会过度自尊，在做菜做饭中得到满足和快乐，常常把自己做出的特色饭菜与亲戚、同学、朋友、邻居一起分享和品尝，从中获取乐趣，心情非常愉快。

第二种类型，好讲话型。性格开朗，善于交际，有话就说，有苦就诉，从不把话藏在心里，常常通过与别人讲话、交流达到发泄情绪的目的，周围的邻居、朋友等喜欢与其进行交流，通过交流获得愉快，常常是一吐为快的感觉。

第三种类型，逛街型。性格比较外向，人际交往比较广泛。善于交往街友,注意力集中在物质市场,非常关注市场经济的变化、物质流行的变化以及物质价格的变化。通过逛街获得最新的市场信息,谈论市场变化的前因后果,从中取得愉快的情绪,始终保持愉快的情绪和充沛的精力来关注市场,很少关注自我,并且会在步行、逛街的过程中得到身体的锻炼,消除负面情绪。

第四种类型,运动型。比较爱运动的人情绪比较稳定、性格开朗外向,在运动获得人际交往关系,在运动中建立和提高人与人之间的信任感,获得友情,从运动中得到愉悦的心情,身体健康,走路步伐有力,姿势端正,身体平衡,患抑郁症的概率比较小。

运动型人员尤其是武术爱好者,很少会患抑郁症。武术爱好者意志比较坚强,走路匀速且速度较快,步伐稳健有力,挺胸,头正,目视前方,饭量较大,很少感冒和头痛,呼吸顺畅,肺活量较大,饮食正常,大小便正常。女性习武者,经期正常,做事干练、灵活,身躯的物理系统和生理系统是平衡的。武者反应敏捷,性格开朗,善于交流,精神比较好,遇事沉着稳重,情绪稳定,失眠概率比较低,记忆力较好,极少有丢三落四的现象,心理系统方面是平衡的。

在习武中得到锻炼,提高自身的身体素质,训练坚强的意志,培养良好的个性;在失败时继续努力,在困苦中坚强,在饥饿中勤劳,在痛苦中奋发;把运动爱好作为一种习惯,并非是追求名誉、名声,而是在武术训练中得到愉快、健康,使手脚变得更加灵活,使记忆力更强,进而达到忘记自我、乐于武艺的境界;另外,以武术会友还能提高人际交往的能力和技巧。中华武术博大精深，它非常讲究阴阳平衡。在武术的训练中，习武者的身躯物理系统是平衡的，生理系统是平衡的，心理系统也是平衡的。因此，笔者从中得到启发，应用武术阴阳平衡的原理进行心理治疗，并把这种模式称为"武术阴阳平衡模式心理疗法"。

第一章 武术阴阳平衡原理分析

第一节 武德控制负性情绪和行为

一、心理戒律

在武术界的武术执教者,俗称为"师傅",或称"武术教头"。授武之前,师傅都会给徒弟定下戒律,其中有不准打架、不准惹是生非、路见不平拔刀相助等戒律,使徒弟树立良好的武术思想,即"武德"。

习武者必须严格遵守武德,否则,就会被师傅逐出武门,清理门户。因此,武德是控制习武者负面行为的发生、培养习武者人格魅力和良好个性、锻炼习武者坚强意志的重要保障。在古代武德中就有这样的规定:

夫武德者,武之宗也!古人谓:未曾学艺先学礼,未曾习武先习德。缺德者,不可予之学;丧礼者,不可教之武,习者应不谋利而秉大义,不畏强而舍己身。

"武德",最早见于春秋时期的《左传·宣公十二年》,在"武德有七"中有这样的论述:"禁暴、戢兵、保大、定功、安民、和众、丰财者也。"

在武术的各拳种流派,都规定了各自的门规、戒律、戒约,有的门派还规定"三不传""五不传""十不传""八戒律""十要诀"等作为武德的标准。

例如,明代内家拳的五不传,即心险者、好斗者、狂酒者、轻露者、骨柔质钝者不传;少林拳十条戒律,即戒杀、戒盗、戒淫、戒妄、戒酒、不坐高广大床、不非时食、不着香花慢、不香油涂身、不着生相金银宝物等。

在武德中以"尊师重道、孝悌正义、扶危济贫、除暴安良、虚心请教、屈己待人、助人为乐、戒骄奢淫逸"等作为武德信条,端正习武者的心态,具有约束负性心理行为的效力。武德虽然隶属于体育道德的范畴,但也是参加武术活动的人们所遵守的公共体育道德和行为规范,又是从事武术教学、训练、竞赛等工作中应遵循的伦理道德依据。由于武术有着区别于其他体育活动的特殊性,受到民族道德的影响和渗透,所以形成了自身独特的心理、行为道德规范。

在武德的"择其善者而从之,择其恶者而攻之"等内容中可以学习调节人与社会之间的关系,作为人际关系训练的技巧模式。

我们从武德的文字意义来解释,就可以发现武德就是一种心理和行为戒律,具有心理健康教育启示的意义,因为武不能离开德,德就是德育,德育离不开心理。

"德"字形声,从彳,悳(dé)声,表示与行走有关。从"彳(chì)",即从人、从心(见图1-1~图1-4)。"德"的本义是登高攀登。

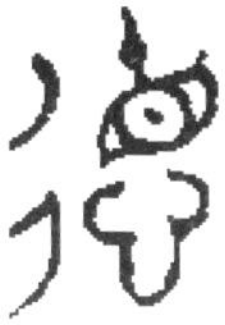

图 1-1　金文

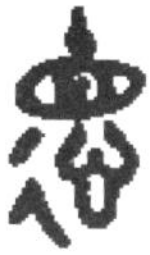

图 1-2　金文大篆

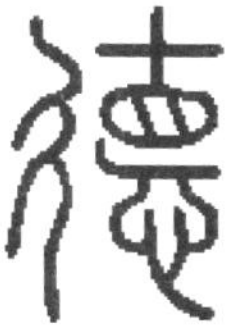

图 1-3　小篆

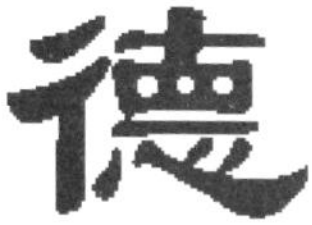

图 1-4　繁体隶书

在武术训练的戒律中,"从德""从心",本身就包含了心理活动的变化和促进心理健康水平的提高、培养良好个性、控制负性情绪、修正和完善人格,武术训练是能够使抑郁症患者达到心理平衡的治疗模式。

二、武术是平衡运动

武术运动,不仅是一种提高格斗技术的手段,也是一种增强体质的方法,是体现武术精神的模式。武术的出现,标志着中国运动文化或文明的进步和发展,这里不研究武术的来源和发展,只探索武术的精神内涵和阴阳运动原理,以及武术对我们身躯体格中经脉、肌肉、骨骼等物理系统,饮食、排泄、经期等生理系统,注意力、感觉知觉、情绪、记忆等心理现象和心理系统的影响,进而探索这三者之间运动变化的相互影响、相互作用对心理治疗所起到的重要帮助,形成抑郁情绪心理问题治疗的特有模式,摆脱心理问题长期依赖药物治疗的重重困境。

在我们训练和运用武术的过程中，无论是内家拳还是外家拳，都非常讲究运动动作的作用力平衡，注重保持情绪稳定和心理平衡。

所谓动作平衡，就是指运动的动力平衡。在格斗过程中，借助于物理的力学原理，比如四两拨千斤，就是利用物理学中的杠杆原理和力学原理，找到支点力臂的长短，使对方失去力的平衡，打倒对方，为此每一个动作要领都必须保持支撑点产生力的平衡。武术训练的运动过程，使习武者的身躯整体的协调性和平衡性得到提高、物理结构得到强化，从而达到强健体格的目的。

我们的武术技能动作就符合物理力学的杠杆原理。在杠杆原理中，杠杆可分为省力杠杆、费力杠杆和等臂杠杆。因此，在武术对抗训练中，习武者身躯运动变化的每一部分躯体都应满足杠杆平衡条件，在费力杠杆和省力杠杆的作用下，其中有一方致使对方失去身体重心（躯体失去平衡），然后将其打倒。

在对抗搏击训练的时候，习武者的手部、肘部、头部、腰部、脚部等都是杠杆，有些部位为费力杠杆，有些部位则为等臂杠杆和省力杠杆。在杠杆原理的作用下，使习武者的物理性动作达到平衡，比如行走平稳、身躯运动协调、步伐稳健有力、手脚灵活、反应适度，身躯的运动能够带动人体的生理器官一起运动并起到调节作用，就是调节生理系统平衡。

在躯体运动的动力作用下，会引发躯体内脏的运动，由于躯体内脏得到合理运动，就会促进消化系统、血液循环系统、神经系统的运动和变化，进而使神经系统得到调节，就会引发心理系统的变化，这种心理变化就属于正情绪发展倾向。武术运动，其主要元素是阴阳平衡运动，对抑郁症患者的心理治疗起着很好的促进效果。

再者，武术运动是个动力过程，强调的是"意念"，需要心理保持平静的状态，即保持心理平衡。在训练过程中，习武者必须保持注意力高度集中，不可分散注意力；若有私心杂念，个体躯体容易失去平衡，就会被对方打败，武艺也学不成。因此，每一个习武者在训练过程中是不可以分散注意力的，只有在注意力高度集中的情况下才可以完成每一个武术动作，达到控制负性情绪心理的目的，这样才可以促使习武者达到心理平衡的目的。

第二节 武术阴阳平衡原理概述

一、武术内涵概述

武术的"武"本意是兵器；武是会意字，从"止""从戈"。据甲骨文记载，人持"戈"行进，表示要"动武"。其本义为：勇猛；猛烈。半步，泛指脚步。

武术的"术"：术的繁体字为"術"，"術，邑中道也"（《说文》），"术，道也"（《广雅》）；形声字，从"行"，"朮"声。"行"，在甲骨文中指道路，其本义为城邑中的道路，后来引申为"技术""技巧"。在武术训练或搏击过程中，引申为搏击或打斗技术、技巧,是阴阳平衡技术。

二、武术分类

武术又称"武艺""国术"等,是属于中国传统的体育运动。由踢、打、摔、拿、跌、劈、击、缠、刺等攻防格斗动作按一定运动规律编组而成,武术可分为套路和对抗两种形式。按照套路分类,可分为拳术和兵器术。按照对抗分类,可分为散手、推手、长兵、短兵等。按照地理分布,有南派武术和北派武术。按照山岳来分类,可分为少林派、武当派、峨眉派等。按照运动特点和技术形态来分类,可以分为内家拳、外家拳、长拳、短拳等。无论哪种流派,或哪种拳种,在对抗的形式中都非常注重技术。这种技术,主要是指平衡技术,或称为"阴阳平衡技术",如以柔克刚、刚柔并济等阴阳平衡技术。

三、武术阴阳运动原理关系

1. 武术运动的阴阳关系

武术动作的运动过程,非常讲究阴阳平衡的变化,如果没有平衡,就无法达到武术精髓的阴阳变化效果,就不能称之为"中国武术"或"国术"了。

中国武术的运动过程,是对立的、统一的、可以相互转化的过程,即攻防合一的过程。以攻为阳、以防为阴,攻可以转化为防,防也可以转化为攻,攻防是可以相互转化的,就是指阴可以转化为阳,阳也可以转化为阴。没有攻的存在,也就没有防的存在;有攻的存在,必然就有防的存在;有防的存在,也必然有攻的存在。也就是指有阴的存在,必然就有阳的存在；有阳的存在，也就必然有阴的存在。

它们之间是相互依存的关系，不能单独存在，攻防之间始终保持阴阳平衡状态。一旦失衡，就不存在攻防的阴阳平衡关系。因此，在武术搏击中，任何一方都想让对方失去平衡，失去平衡的一方就会受到攻击和伤害。

阴阳起源于《易经》，《易经》认为，人体是万物物质之一，阴阳平衡是生命活动的根本。人体在阴阳运动变化过程中产生平衡，在平衡状态下的人体就能够健康；如果处于阴阳失衡的状态下，人就会患病或者早衰，甚至死亡。《易经》的阴阳哲理认为，只要有物种的地方就存在阴阳元素，比如，森林和山脉、日和夜就是阴阳关系。如果按照《易经》的理论观点，地球本体也是一种阴阳关系，存在阴极和阳极的磁场关系，主宰万物的生长；人类就是万物之一，人类依附于地球的阴极和阳极关系而生存。人与人之间也呈现阴阳关系，人的个体本身也是阴阳关系，上为阴，下为阳。

2. 人的心理阴阳关系

人的心理问题方面也存在阴阳关系，比如，内隐和外显关系，内隐为阴，外显为阳；无意识和有意识的关系，无意识为阴，有意识为阳；阳奉阴违关系，阴违为阴，阳奉为阳；口中蜜和腹中剑的关系，腹中剑为阴，口中蜜为阳；表里不一关系，表为阳，里为阴。人类的个体情绪心理也存在阴阳性质的关系，即负面情绪和正面情绪的关系，也有的人称之为负性情绪和正性情绪关系，负性情绪为阴，正性情绪为阳。正、负性情绪一旦失去平衡，个体心理就会出现问题，有的会出现小问题（一般的心理问题），有的会出现中等心理问题，也有的会出现严重的心理问题。

案例 1

广东省某市有对夫妇,丈夫是公务员,妻子是教师,根据当时的国家计划生育政策,他们的女儿黄某属于超生。黄某,23岁,女,大学文化,英语专业。黄某出生后,其父母为了不被人发现其是超生的,便不让女儿探亲访友,只能让弟弟探亲访友,这使黄某长期被关在家里,只能一人独自玩耍。等到黄某6岁以后,她认为父母不疼爱自己、不爱护自己,所以不带自己到外面探亲访友。随着时间渐渐流逝,黄某渐渐地长大,嫉妒和报复弟弟的心理也慢慢地产生了。这种不满一直深埋在黄某内心深处,这种没有被父母疼爱和关怀所产生的不平衡心理逐渐积累并增加。到了小学六年级时,黄某对父母不满的情绪终于因抑制不住而爆发出来,常常出现不断号哭、摔坏家具和餐具等一些破坏性行为。后来黄某被护送至广东某心理医院治疗并被诊断为抑郁症。经过半年的治疗,黄某的病情不但没有好转,反而有所加重。此后又辗转多家心理医院和精神病院进行治疗,病情也没见好转。期间,有的医院把黄某诊断为抑郁症,有的医院把黄某诊断为强迫症,最后诊断为综合性强迫症伴随抑郁情绪。黄某到了19岁的妙龄,却有过多次自杀的行为。黄某曾经在北京、广州多家医院进行治疗,其父母也因此耗尽家产和全家精力,但黄某的病情依然没有好转,这让家人感到非常绝望。

上述案例中导致黄某种种消极行为的主要原因是患者在成长过程中并没有把"负性情绪"及时排除,也很少有正性情绪体现，形成了正负（阴阳）情绪失衡的心理状态。随着年龄的增长，负性情绪不断积压，形成负性情绪能量的积压。这些也是个体情绪阴阳失衡状态引发的严重心理问题。

四、阴阳概述

我们通常所说的"阴阳关系"，主要是指两面的、相反的和相对统一的关系，而且是相互之间可以转化的关系，它们之间不是一成不变的，而是在运动中不断产生变化，在变化中产生运动的关系。一方是正面，另一方是负面，即具有正反两性关系，它们之间不是独立的存在，而是相互依存的关系。由于它们的存在，个体就不断发展和转化。

1. 阴的含义来源

我们可以从"阴阳"文字创造的意义得到诠释（见图1-5~图1-7）。

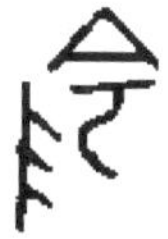

图1-5 金文 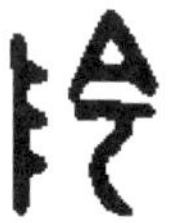　　图1-6 金文大篆 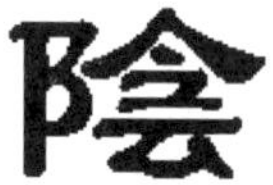　　图1-7 繁体隶书

阴：会意，从阜（fù），从佥，佥（yīn）亦声。阜，土山，"从阜"多与地形有关。本义为山北水南，即山的北面、水的南面。

"陰，闇也。山之北，水之南也。从阜，从佥。"（《说文》）

阴字的创造与方位有关，是按照北面与南面的光照关系进行创造文字。光照是由于太阳与月亮的关系，中国古代哲学认为，宇宙中贯通所有物质的两大对立面，即阴阳。如生活中常见的一阴一阳谓之道、阴差阳错、阴盛阳衰、阴虚生热等鲜明地呈现了阴阳之道。

阴，指"月亮"：太阴（月亮）、阴历。比如，在地球的磁场中

存在阴极；在电荷中，是指带负电的，比如阴电、阴极、阴离子等。

"阴阳"的含义起初来自于中国的古书《周易》，即《易经》。

"易"，文言文："蜥易，蝘蜓，守宫也，象形。"《秘书》中说："日月为易，象阴阳也。一曰从勿。凡易之属皆从易。"

《易经》的"易"字本身就是一个"日"字和一个"月"字所组成的。上边是"日"，就是指太阳；下边是"月"，就是指月亮。《易经》所表达的含义是宇宙阴阳运动，就是日月的运动产生春夏秋冬、寒热温凉，以及白天黑夜的变化，也就是说，宇宙运动产生阴阳气化。所以，《易经》强调万事万物的运动都是阴阳运动，包括我们的生命。我们的生命和活动也是阴阳的运动，人类的个体物理系统、生理系统、心理系统也是阴阳运动体系。

2. 阳的含义来源

对于"阳"的含义，我们也可以从"阴阳"中的"阳"文字创造的意义中得到诠释（见图 1-8、图 1-9、图 1-10）。

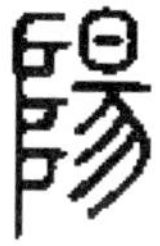

图 1-8　金文 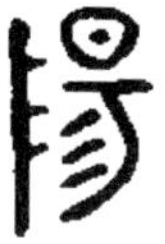　　图 1-9　金文大篆 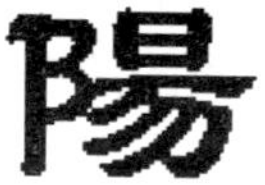　　图 1-10　繁体隶书

阳：形声，从阜，昜（yáng）声。"从阜"，与山有关。本义为山南水北，即山的南面、水的北面。

"阳，高明也。"（《说文》）

"山南为阳，水北为阳。"（《谷梁传·僖公二十八年》）

"山东曰朝阳，山西曰夕阳。"（《尔雅》）。

"阳"的现代含义：明亮。中国古代哲学认为，宇宙中贯通所有物质的两大对立面之一，与"阴"相对，如一阴一阳谓之道、阴阳二气等。

阳指"太阳"：阳光，阳面，阳历，向阳，夕阳；外露的、明显的，如阳沟、阳奉阴违等。

阳意为"凸出的"，如阳文图章；关于活人的，如阳间（人世间）、阳宅、阳寿等。

在电荷中，"阳"是指带正电的，如阳极、阳电、阳离子等。

我们可以这样理解，凡是向阳光的、外向的、明亮的、上升的、温热的都属于阳；相反的一面，凡是背阳光的、内守的、晦暗的、下降的、寒凉的都属于阴。

3. 人体阴阳的存在

我们生活的地球，就是阴阳两极性的磁场存在，任何一个磁场都有正极和负极，我们在磁场学中通常称之为"阳极"和"阴极"。地球上的任何物种都会受到磁场的"阳极和阴极"的影响，人类的个体也是地球物种之一，也受到磁场的影响，人类的活动规律应该顺应地球的自然规律，否则就会出问题。

从我们人体的躯体部分来说，都可以看成存在阴阳关系。因此，人体也是阴阳体系而生存，人体阴阳关系也会产生相互影响、相互转化、相互依存的关系。比如下面躯体部分的阴阳关系：

头为阳，脚为阴；

前面阴，背面为阳；

体表为阳，内脏为阴；

六腑为阳，五脏为阴；

气为阳，血为阴。

第三节 大脑电位的阳极和阴极原理能量变化

我们人体的心理反应，通常称为心理活动，也叫作心理现象。心理的活动，主要是靠大脑的神经系统在信息刺激下进行。心理活动的产生必须具备两个条件：第一，必须经过大脑的神经系统；第二，必须有信息刺激。

大脑的神经系统是心理的神经生理机制，是产生心理活动的机能，也就是心理活动产生的器官。

心理活动是由在信息刺激下产生的神经冲动来完成的，其中能够产生神经冲动的神经元担负着重要的工作。神经元是神经系统的基本结构单位和心理功能单位。神经元在信息刺激下，再接受信息和传递信息完成神经冲动，就是心理活动或心理现象产生的过程。心理现象，是信息刺激下所产生的神经冲动，其实就是心理能量的转化过程：心理能量的转化主要是靠大脑神经冲动电位传导，在神经冲动电位传导的作用下来完成启动个体心理行为的过程。神经冲动电位传导就是由正、负电荷能量进行启动，启动过程产生心理能量转化，因此，抑郁症的患者如果能够把负性的情绪心理能量（简称"负情绪能量"）转化为正性的情绪心理能量（简称"正情绪能量"），那么，抑郁情绪心理问题就能够自动消除。心理咨询师和心理治疗师采用这种模式进行心理治疗的效果是比较理想的，在研究中称之为大脑神经系统的心理能量转化。

一、人体信息的电位传导

神经系统传递各种信息的重要方式是突触后电位，也有称为动作电位。抑郁症患者对信息刺激的反应，有可能是来自自身内部的刺激反应，也有可能是来自客观外部的信息刺激反应；通过听觉、视觉接受的信息，很可能是来自自身的幻听、幻视所产生的信息刺激反应，也可能是来自自身的听错觉、视错觉所产生的信息刺激反应。在听觉、视觉的感受器（眼睛、耳朵）发出的神经冲动将生物体内外环境变化的信息传递到中枢神经系统，沿传入（听觉、视觉）神经纤维传导；中枢神经系统发出的神经冲动则沿传出或运动神经纤维传导，将"指令"传达到效应器官（如肌肉、腺体等）。

抑郁症患者如果对信息刺激进行过度积累，则会导致运动神经纤维传导超负荷能量不能及时地转化，心理问题就会出现。

二、动作电位过程

神经系统的电位是静电作用,神经纤维在受到刺激(如电刺激)时,Na^+的流入量比未受刺激时增加20倍,同时K^+的流出量也增加9倍,所以神经冲动往往是伴随着Na^+的大量流入和K^+的大量流出而发生的。

从生物、医学角度来讲,细胞膜上存在着由蛋白分子构成的物质出入细胞的管道,有些管道是经常张开的,也有些管道是经常关闭的,只有在接受刺激时才张开。神经传导最重要的离子管道是Na^+、K^+管道。神经纤维静息时,神经纤维处于极化状态时(电位差为-70mV),Na^+管道大多处于关闭状态,膜内外的Na^+梯度是靠Na^+和K^+维持。

神经纤维受到刺激时,膜上接受刺激的地点失去极性,透性发生变化,有些Na^+管道张开,膜外大量的Na^+顺浓度梯度是从Na^+管道流入膜内的。这时会使膜进一步失去极性,使更多的Na^+管道张开,结果会有更多的Na^+流入。这就是正反馈的倍增过程,在这个过程中,膜内外的Na^+逐渐达到平衡状态,膜的电位从静息时的-70mV转变到0,并继续转变到+35mV(动作电位),原来是负电性的膜内暂时地转变为正电性,原来是正电性的膜外就会变成负电性了,此时的膜内阳离子就会变多,Na^+管道就会逐渐关闭。

由于此时膜的极性并未恢复到原来的静息电位状态,Na^+管道在遇到刺激时不能重新张开,所以Na^+管道是处于失活状态的。只有在膜恢复到原初的静息电位时,关闭的Na^+管道再遇到刺激才会张开，并使 Na⁺ 从外面流入。Na⁺ 管道在这短暂的失活时期相当于（神经传导的）不应期。Na⁺ 流入神经纤维后，膜内正离子多了，此时 K⁺ 管道的门打开，膜对 K⁺ 的透性提高，于是 K⁺ 顺浓度梯度从膜内流出来。由于 K⁺ 的流出，膜内恢复原来的负电性，膜外也恢复原来的正电性，这样就出现了膜的再极化状态，即膜恢复原来的静息电位。这个周期的电位变化，即从 Na⁺ 的渗入而使膜发生极性的变化，从原来的外正内负转变为外负内正，到 K⁺ 的渗出使膜恢复到原来的外正内负，称为动作电位（Action Potential）。

以上所介绍的这些动作电位，其实是大脑电位的阳极（正极）和阴极（负极）原理和变化过程，是大脑神经系统内部受到刺激后产生能量转化的过程。

三、神经传导过程

神经传导，就是动作电位沿神经纤维的顺序发生。如果神经纤维某一点受到刺激，在这个刺激具有足够强度的状态下，这个点对刺激的应答是极性发生变化：Na⁺ 流入，K⁺ 流出，原来是正电性的膜表面就会变成负电性。这就使它和它的左、右邻（正电性）之间都出现了电位差。于是左、右邻的膜也都发生透性变化，与上述过程相同，于是发生动作电位。这种逐步的连锁反应导致出现了动作电位的顺序传播，这就是神经冲动的传导。

动作电位的出现速度很快，每个动作电位大约只有 1ms（毫秒）的时间，并且是"全或无"的。如果刺激达不到相应强度，就不会发生动作电位，也就是没有神经冲动。如果刺激达到最低有效强度，动作电位就会发生，并从刺激点开始逐渐向两边蔓延，这就是神经冲动。增加刺激强度不会使神经冲动的强度和传导速度增加。神经冲动在神经纤维上是双向传导的，但是由于在动物体内神经接受刺激的地方是神经末端，在神经纤维彼此接头的地方（即突触），神经冲动是单向传导的，来自相反方向的冲动时不能通过，因此，神经冲动只能朝一个方向运行。

在动作电位发生之后，神经纤维是不能立刻发生新的动作电位，神经冲动传导过去之后，神经就会出现一个非常短的不应期。在不应期中，Na^+管道关闭，动作电位就不能发生。因此神经冲动只能朝一个方向前进，而不能向相反方向传播。

神经冲动的传导过程可概括为神经冲动的传导过程。

第一，由于刺激引起神经纤维膜透性发生变化时，就出现Na^+大量从膜外流入过程，足以引起膜电位的逆转现象，从原来的外正内负转变为外负内正的状态，这种变化过程，这种是动作电位过程就是神经冲动的传导。

第二，由于纤维内的Na^+不断向外渗出，使膜恢能够复了极化状态；在Na^+和K^+流入的状态下，就使膜内的Na^+又不断地流出，这时，Na^+和K^+的主动运输量可以达到3比2，即流出的Na^+比流入的K^+多，膜内存在着不能渗出的有机物负离子，因此，膜的外正内负的静息电位和Na^+、K^+就可以恢复正常分布。

四、神经冲动的化学传递过程

神经冲动是在突触间进行传递的，它必须借助于神经递质来完成，当神经冲动到达轴突末梢时，有些突触小泡突然破裂，并通过突触前端的张口处释放出神经递质。当这种神经递质经过突触间隙之后，就可以迅速作用于突触后膜，并激发突触后神经元内的分子受体，从而打开或关闭膜内的某些离子通道，改变膜的通透性，并引起突触后神经元的电位变化作用，从而实现神经兴奋的传递。这种以化学物质为媒介的突触传递，就是脑内神经元信号的主要方式。神经递质在使用后，借助离子泵穿受体中排出，又回到了轴突末梢，重新包装成突触小泡，再重复得到利用。

第四节 人体阴阳动态的平衡系统

一、动态的平衡系统

人体本身的阴阳双方不停地进行消长转化，这种消长转化，就是指阳长阴消、阴长阳消，阳极则阴、阴极则阳。阴阳平衡是一种动态的平衡，是一种处在阴阳消长转化当中的平衡，即阴阳平衡系统是一种动态的平衡系统。这种动态平衡，不但维护着我们人体生命的持续，而且维持着我们的身心健康。我们的祖先发明的中华武术成为中国文明的精髓之一，它不只是竞技技术发明，而且是维持我们身心健康的重要运动。

前面的内容已经阐述过武术不仅是一种杠杆原理的平衡技术，也是可以维持人体动态平衡系统的运动。武术运动过程，是阴阳平衡运动的动态过程，无论进攻还是防守，都蕴含着阴阳相互转化的关系。我们的心理过程，也是不断相互转化过程，维持我们身心健康动态的平衡过程。武术运动不仅需要体能、毅力、意志、表象、运动记忆、运动思维，也需要集中注意力，排除其他干扰，提高抗干扰能力和抗记忆受污染能力，因为我们的记忆常常会受到负面信息记忆的污染，尤其是抑郁症患者的记忆，更容易受到负面信息记忆的污染。因此，如果通过武术阴阳平衡运动的运动记忆（操作记忆），就可以帮助抑郁症患者抗干扰的记忆能力得到提高。武术阴阳运动也是提高体能、毅力、意志的平衡运动，对人体的消化系统、神经系统起着调节作用，增强人体的各个关节、骨骼、肌肉的活动能力。

这种平衡，主要表现在大自然中阴阳气化的平衡，人体是大自然的元素之一，表现为人体阴阳平衡，其实就是指阳气和阴气的平衡。依据中医原理，人体中的阴阳，如果能够达到平衡，人体就能气血充足、精力充沛、五脏安康。如果面容是红润的、明亮的、发光透亮的，那就说明他的五脏一定是安康的，所以说五脏安康容颜发光，所以真正的美容，真正的健康美，必须坚持锻炼身体，就是通过坚持运动来调节平衡，才会达到五脏安康。

二、动态的平衡系统特征

人体的阴阳如果平衡，生命的活力就一定很强，生理本能一定好，心理承受力强，能吃能睡，气色好，心情愉快精神好。人如果这样说明他的五脏阴阳是平衡的，心理活动也是平衡的，这表明人体的阴阳动态平衡，应急能力就强，对不良状况的适应能力就好。情绪是我们个体维持心理动态平衡的重要过程，负性情绪和正性情绪始终处于平衡和不平衡的运动状态之中。情绪是一种多维度、多水平的复杂心理动态过程，情绪的维度特征主要包括情绪性质、动力性、激动性、强度、紧张度等方面，每个维度都存在两极性。

情绪心理本身就是动态的心理运动。情绪的性质分为肯定和否定两极，当个体需要得到满足时，就会产生肯定的情绪体验，比如，愉快、高兴、爱慕；当个体需要未获得满足时，则会产生否定的情绪体验，比如，敌对、仇视、恼怒、憎恨、忧愁、烦恼等。

情绪的动力性有增力和减力两极。肯定的情绪是积极的、增力的，能提高个体的活动能力，比如，愉快的情绪可以使精神倍增，提高记忆力，驱动个体维持积极的行动；否定的情绪则是消极的、减力的，消极的情绪会减低个体能力，使人因精神不振而减低和抑制记忆能力，从而阻碍个体活动。

情绪的激动性分为激动和平静两极。激动的情绪是强烈的、短暂的、爆发式的态度体验，比如，欣喜若狂（狂喜）、激愤、愤怒等，维持个体处于兴奋状态；平静的情绪是安静的、心平气和的态度体验，个体在大部分时间是处于平静的情绪状态之中，能够保证和维持个体正常的学习、工作、生活，有利于学习、工作，并能够做到有条不紊。

情绪的强度分为强和弱两极。情绪强弱具有等级性变化，比如，欢喜和狂喜，微笑和狂笑，微愠和暴怒等，在每一对由弱到强的情绪过程存在程度上的差异。情绪强度主要取决于引起情绪的事物对个体所具有的意义，意义越大，引发的情绪就会越强烈；情绪强度与个体的既定目标和动机能否实现以及实现的程度也有关，情绪强度越大，自我被情绪卷入的程度就会越深。

情绪的紧张度分为紧张和轻松两极。紧张情绪是在紧急和关键的情境下产生的态度体验，比如，重要考试。高考时有些考生处于高度紧张状态，考试一旦结束，紧张情绪就会消失，轻松的情绪体验就会随之产生。轻松情绪是在没有压力的情境下产生的态度体验。情绪的紧张程度与当时情境的紧迫性有关，也与个体应变能力和心理准备状态有关。

情绪的复杂性分为单纯和复杂两极，快乐、悲伤、恐惧、愤怒四种基本情绪或原始情绪，在情绪体验上是单纯的，复杂的情绪是在原始情绪基础上派生出的。比如，爱和恨，就是比较复杂的情绪体验。爱和恨，它们常常是重叠（交织）在一起的，称为爱恨交加。爱是柔和、快乐的成分，恨有愤怒、厌恶、敌对的成分。情绪的两极在一定的条件下还可以相互转化，这种转化，就是心理动态的平衡系统过程的特征。武术阴阳运动的过程，就包含着心理动态的平衡过程。

第二章 武术阴阳平衡运动转化

第一节 武术阴阳运动的启示

武术运动的动作过程,就是阴阳转化的过程,阴阳不断地进行转化,达到运动躯体的平衡状态,称之为"武术中的阴阳平衡"。在格斗过程中的双方,其中一方攻,另一方是防,格斗过程即攻与防不断转换的过程,也称为阴阳变化过程,因此,称之为"武术运动的阴阳平衡",简化为"攻防平衡"。其中,无论是攻方,还是防方,一方必须造成另一方个体的身躯失去平衡,使其攻防不平衡,攻与防就会出现问题,就会被另一方所打倒。攻与防的过程,呈现的就是彼阴吾阳、彼阳吾阴和相互消长、交替变化的原理。阴阳的相互依存关系是阴阳的核心内容,主要为阴阳的相互交感所引发的对立制约、互根互用、消长平衡和相互转化关系。

武术阴阳平衡相互关系是刚柔并济,彼此若即若离、互相协同、缺一不可的哲学关系。运用时一收一放、一攻一防,阴阳互相转化且彼此相依。

根据武术阴阳关系是对立制约,也是统一的矛盾关系,得出相互关联的阴阳双方彼此间存在着相互抑制、排斥、约束的关系。

阳主兴奋，阴主抑制，阴阳之间的相互对立、制约关系是促进事物运动发展的内在动力。比如，人体的夙兴夜寐关系，即白天是清醒状态，晚上是安静安睡状态。人在清晨从睡眠中清醒，是阳制约了阴；人在夜晚从清醒转入睡眠，是阴制约了阳。根据这种规律，人体是属于阴阳平衡状态的，阴阳不颠倒的才是健康的。如果是晚上处于清醒状态、白天处于安静状态，即白天睡觉、晚上活动（不睡），人体的生物钟就会不平衡，这种生活就叫作阴阳颠倒，也称之为"阴阳颠倒的心理现象"。人体如果阴阳颠倒，人体的物理系统和生理系统就会出现问题，生理受到影响的同时心理也会受到影响。阴阳颠倒心理现象在失眠患者身上具有显著性体现，比如出现头晕、眼花、饮食下降等生理问题，在记忆力下降、易怒等负性心理方面问题也会出现逐渐升级的现象，从而导致正性心理逐渐下降。因此，这种阴阳颠倒的心理问题属于阴阳失衡现象的心理问题。

武术阴阳平衡时互根互用、阴阳互藏。在太极图中，白鱼黑眼谓"阳中有阴"，黑鱼白眼谓"阴中有阳"。武术的阴阳平衡互藏，是在互根互用的基础上产生，阳中藏阴，阴是阳的生化之源；阴中藏阳，阳是阴的化生之力。阴中有阳，阳中有阴，孤阴不长，独阳不成（见图2-1、图2-2）。

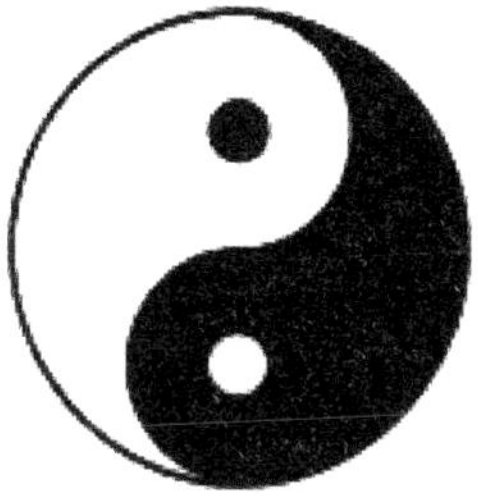

图 2-1　太极对应图 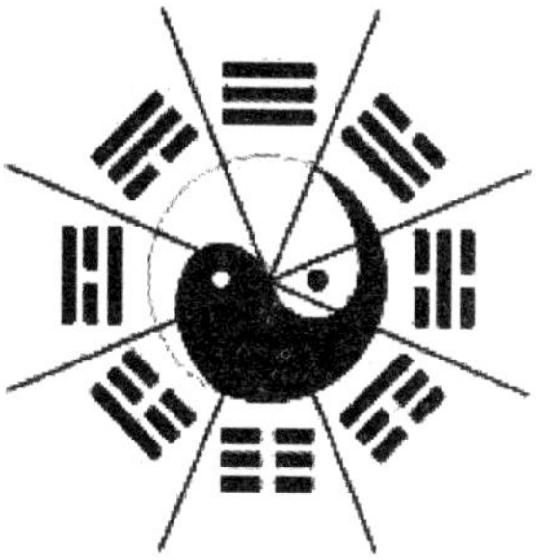　　图 2-2　太极八卦对应图

第二节　武术阴阳平衡的互根互用

　　武术阴阳平衡的互根互用，是指阴阳互为根，任何一方都无法脱离另一方而单独存在，阴阳之间相互依存，互为根据和条件。阴阳双方均以对方的存在为自身存在的前提和条件，比如"攻与防"，没有"攻"也就无所谓"防"。武术的阴阳平衡互用，是指在阴阳平衡相互依存的基础上，阴阳双方会出现相互促进、相互依存矛盾的统一关系。

　　在武术的阴阳平衡过程中，外刚猛为阳，内柔和为阴，虚为阴，实为阳，是指虚实相合。在武术搏击过程中，上为阳，下为阴，必须注意拳法与步法的配合，否则脚手不连、形神涣散，就做不到劲正形齐、势正招圆。

　　武术中阴阳的消长平衡，是由下而上看太极图，白黑两色呈白色逐渐增多，黑色则逐渐减少（见图 2-1、图 2-2）。而且，此增一，彼则减一；彼增一，此则减一。因此，在中国哲学中称此为"阴阳消长"。古人认为，阴阳两者相互不离、相互消长、相互转化，并由此产生了世间万物，因此万物中皆包含此理。在截拳道中，则具体表现为动静、刚柔、虚实、开合等对立与统一的状态。

能够引起阴阳消长变化的根本原因，就是在于阴阳的对立制约和阴阳的互根互用。武术阴阳的协调平衡是指阴阳双方的消长稳定在一定限度内的和谐、匀平状态。这是万事万物自身运动所形成的最佳状态，即所谓阴阳平衡协调状态，又称"阴阳自和"。

武术阴阳实战中，对方出手用招，必须随高就高，随低打低，高者抑止，下陷者举之，根据形势随机应变虚实，无意中有真意，至拳无拳，出手即是妙招之境界，称为"中国之功夫的阴阳变化"。

"拳之大要，重在阴阳"，阴阳者实为动静之途、分合之妙、虚实之诀，由动而成形，由静而求精。阴阳互易、五行生克的原理与拳法融合的灵活性长，是在搏斗中决定胜负的重要技巧。

阴阳的相互关系在截拳道运用中的具体体现介绍如下：

冲拳的寸劲：向前直冲的拳法在搏击中叫直拳，截拳道中叫冲捶，拳击中称为次拳，练法中也叫冲拳，形意拳中称为崩拳，人们俗称为"黑虎掏心"和"烧火捶"等，是一种简捷实用的拳法。

冲拳不是孤立地贯穿始终，而是要与寸劲相配合使用。所谓寸劲，就是在劲力到达目标前的一刹那发放出具有穿透性的冲击力，从发起进攻开始到爆发寸劲，就是阴阳转化的过程，因此在实战中要把握好"近在眼前一寸中"的劲力爆发，才能始有谋、终有效。若是按照刚柔之分，此为刚劲，然而此寸劲又可再分阴阳，这是武术阴阳的特性，突袭的寸劲称为明劲，属阳；抖绝的寸劲称为暗劲，属阴。笔者从这种松紧有度的阴阳模式中得到启示，创造了非常适合焦虑情绪和抑郁情绪的放松调节模式，并具有良好的效果，因为抑郁情绪是复合情绪，其中伴随焦虑情绪的存在。

1. 攻防的阴阳关系

咏春的攻防阴阳关系，以臂膀为主，练习时主要以臂膀策动斜向前滚出，拳向左或向右卸去，滚劲、摆劲、弹抖劲兼而有之。滚转之劲，是阴阳转化的运动，也就是圆的运动。膀手也可分阴阳，以攻击角度来分，高膀手在上为阳，低膀手在下为阴，运用时视对方拳高低而定，就是卸对方的拳，使己身体左右转移，顺势以膀手紧促时位逼向敌人重心，使对方另外一手因线路太远难以发挥，形成两手对一手，此后膀手化为直拳，化消为打。

圈手的核心技术就是旋转，圈手技术是在咏春拳的拳法中必须反复练习的，且是耗时是最多的。圈手的作用：一方面是转移敌人进攻的路线，重要的是练习手腕的力量转化与灵活性。手腕是转接部位，是阴阳转化的承接，圈就是一个旋字，圈体现了一个"圆"字，离开了圆的运动，就失掉了技巧。圆的运动运转在于气，变化在于骨，提领在于神，圆就是劲力的运用，也是运动心理的运用，此时的运动心理是随武术阴阳运动的转化而变化，协调了大脑神经系统。

武术学界认为，万物生于阴阳，先天存于静，后天藏于动，意为体、形为用，静属阴而动属阳，身体动静阴阳，阴阳生克之原理，用于搏击和技法实用，则属虚实、攻防、阴阳互易之妙用，防中有打，打中有防，攻防兼备，动静相兼，有莫测之变化、莫测之妙用。

2. 武术阴阳起源及发展演变

武术阴阳来源于阴阳八盘掌法。八盘掌法根据八卦之理生八式，内有根基八手，以及根基八腿。阴阳八盘掌在清代也称"阴阳八卦掌"，简称"八卦掌"，此拳强调的"八盘"指人体的八个部位。

八卦掌不仅名称中有"阴阳"二字，而且在拳式动作上，还表现有阴出阳入的手法技术，即起手为掌心翻上的"托掌"形式，落手为掌心翻下或向一侧的"立掌"形式。阴阳八盘掌，不仅在手法技术上反映"阴阳"的意义，在步法技术上也有明显的标记，训练八卦掌转掌走圈的人用"趟泥步"，步法都走"阴阳摆扣"。所谓"阴阳摆扣"即脚尖外展为"阴摆"、脚尖内收为"阳扣"的步法，称为"阴踏阳扣"法。在步法和手法上，八卦掌是以"阴阳"为主的拳法。

第三节　武术阴阳理论对心理治疗的启发

在中国武术的运动中产生的阴阳理论和格斗产生实际的胜负效果在此不再讨论，主要探索的是武术运动对人体物理系统和心理系统的平衡作用。

人体格斗行为本来就存在心理变化过程，武术格斗过程就不能离开心理过程，在武术思想或理论观点中就蕴藏着心理效应的潜力，只不过我们的祖先只是因它强身健体和防卫的用途而继承、延续、发展，而在心理应用过程的开发、发展方面并没有得到较佳体现，甚至非常欠缺，只有少数武术理论才提到训练武术的同时，对人体的大脑神经系统具有调节作用，对人体经络也有舒畅作用。因此，直到现在人们才发现，武术阴阳理论和格斗行为动力对心理治疗具有重要的启示作用并提供了理论根据，如抑郁症患者的心理问题就是阴阳失衡所致，因为此类患者由于过度关注自我体验、很少关注客观事物而失去心理平衡，并由此出现强迫心理，比如，幻觉的出现，对自身评价过度关注，无法控制的自我负性评价而产生负性心理等。

武术阴阳平衡模式的训练强调的"意"，就是专注和注意力高度集中，从心理学角度来解释，是指向性和集中性特征，还必须保持稳定的情绪。抑郁症患者常与注意力是不集中、失眠、强迫联想相伴随，武术阴阳平衡模式训练特别强调的是意念，对矫正抑郁症患者的注意力不集中、失眠、强迫联想等负性心理是非常适用的。

武术训练的过程也是大脑神经系统运动的过程，就是大脑电位的阳极和阴极原理能量变化过程，对大脑神经系统起到调节作用，心理过程产生的能量就会发生变化，心理治疗模式从中得到启发，武术阴阳平衡模式心理疗法因此就展开探索。

第三章 物理生理平衡与心理平衡关联分析

第一节 武术阴阳平衡运动对人体物理系统平衡的影响

一、武术运动的人体系统平衡

人体是由物理、生理和心理三个系统组成的。首先是物理系统，它是人体的物理基础，为人的体高、体宽提供形体发展基础；其次是生理系统，为人的消化、吸收、排泄、成长等提供生理发展基础；最后是心理系统，为人的意识、个性、认知过程等提供心理发展基础。个体的各种心理活动或者心理产生变化，都与个体的物理系统、生理系统息息相关，其中任何一个系统发生变化都会引发其他系统发生变化。因此，这种变化影响各系统的内部平衡和外部平衡，也就是说，个体的心理随内外刺激的变化而变化。

武术阴阳运动本身就是一种平衡型运动和动力能量转化的过程，这种运动的动力区别于其他运动，它是一种变化极多的、平衡型的运动，是有规则的运动，主要依附于人体的物理系统中作用力的支撑点来完成，在运动中必然有运动心理过程参与的过程，否则就不能完成平衡运动过程。因此，武术运动是物理系统、生理系统、心理系统必须共同完成的平衡运动，不能缺少任何一个系统的参与，它是一个完整人体的物理体系、生理体系、心理体系的变化过程，也是物理体系能量、生理体系能量、心理体系能量转化和调节的整体过程。

从实验心理学角度来看，武术运动，就是受到内外部信息的刺激，产生了自变量和因变量。武术运动是自变量，心理变化是因变量，因为武术运动刺激了个体神经系统产生心理变化。从中医经络理论的角度来看，个体的经络和运行气血，联络脏腑，沟通内外，贯穿上下的经络，它"内联于脏腑，外络于肢节"，经络和脏腑之气在体表输注的特殊部位即腧穴，俗称穴位，这些都会受到运动刺激的影响而产生变化。医生在诊视患者后，根据辨证论治确定理、法、方、穴及具体的针灸手段，以期通过调和阴阳、扶正祛邪、疏通经络的作用使患者痊愈。武术动作的运动过程是有规则的，这种规则运动就是刺激、活动了经络和脏腑，也是符合经络和脏腑适应性的规则运动。在医学角度来看，这属于物理疗法，对人体的系统平衡起到积极作用，比如针灸治疗，现代研究表明其有如下作用。

1. 镇痛作用

（1）外周神经作用。

（2）中枢神经的作用。

（3）脊髓水平。

（4）丘脑水平。

（5）大脑皮层水平。

（6）中枢神经递质作用。

2. 对机体各系统功能的调节作用

（1）针灸可调节心血管系统功能。

（2）针灸对血压的影响具有双向性调节作用。

（3）针灸可治疗呼吸方面的疾病。

（4）针灸对消化系统的调节作用较为明显。

（5）针灸对肾与膀胱功能具有调节作用。

（6）针灸可调节子宫的功能。

（7）针灸对神经功能也具有调节作用。

（8）针灸对血液成分具有调节作用。

二、物理系统和生理系统影响心理系统

无论是哪个心理学派还是医学派都认为，个体的物理性变化会引起生理变化，生理变化必然引发心理变化；反之，心理变化同样会引发生理变化，生理变化也会引发物理变化。个体的物理系统、生理系统和心理系统的变化是相互依存、相互影响和相互变化的交互作用。也就是说，个体心理会随环境的变化而变化，产生的心理变化过程和心理影响的结果，在实验心理学中认为是受到了干扰，或者称为受到刺激。这种干扰因素引发的心理变化的量，就是指自变量和因变量。比如，抑郁症患者的情绪主要是受客观或主观因素的影响，或者说受到客观的外在刺激、主观的自我刺激。主观体验一旦受到刺激因素干扰，就会引发负性与正性情绪的变化，即形成阴阳变化，比如，抑郁症患者出现失眠、怀疑、不信任、自卑、悲伤、痛苦、幻觉、自杀等负性情绪和负性行为。个体出现的负面情

绪，有的是受先天气质类型的影响，有的受到后天各种因素的影响或干扰，这种干扰因素对心理正常或健康的人不会造成影响，或许影响不大，但对抑郁症患者所造成的影响特别大，甚至这种影响会是毁灭性的。

抑郁症患者非常注意主观体验，对客观世界有意隔离，因此对生活、科学、学习、工作等无欲无求。自我认知和对他人的评价非常敏感，甚至曲解评价，促使自身的负性体验更为深刻，而客观中立的评价逐渐减少，情绪强度与刺激量的反应不一致，甚至夸大程度的体验。

抑郁症患者的负性情绪问题长期存在，就会引发人体的生理变化，出现比如头晕、肚胀、呕吐、胸闷、四肢无力等生理问题。生理状态出现问题，也会引发人体的物理问题，比如会出现走路时两肩不平、两脚无力、具有轻飘感、耐受力差、低头和摇晃等问题。

三、武术阴阳平衡运动对个体骨骼平衡的作用

武术阴阳平衡运动，以"运动的动力转化能量"的"走"为主，它的运动特质：身随步走，步随掌变，掌随身动，意动身随，周身和顺，一动无有不动，以意领气，以气领力，气沉丹田，劲力沉实，斜出正入，刚柔相济，虚实相生，内外合一。通过武术阴阳平衡运动，使周身的每一个关节和韧带都得到充分的锻炼，自然会促使周身关节和韧带灵活自如。通过锻炼，加强骨骼的营养可以使骨密质加厚、骨质排列整齐，起到防止骨质疏松老化的作用。由于锻炼促进了人体的新陈代谢，使肌肉细胞得到了充分的营养，从而使肌肉活动量加强，不仅能够

减肥，而且能使肌肉更加富有弹力。比如，训练八卦掌时，身体要直立中正，紧背空胸，松腰坐胯，进退变化以腰围轴，这样就增加了对脊柱的锻炼，对防止驼背和有关脊柱的各种慢性病都有不错的功效。这些物理性质促使人的躯体得到协调和平衡。

第二节 武术阴阳运动对生理平衡的调适

一、武术阴阳运动对生理平衡的调适启示

由于武术运动时的血液循环得到加速，新陈代谢旺盛，使大脑皮层细胞能够得到更充分的营养，从而改善和提高了神经系统的机能。神经系统的机能提高了，可使人的精神更加旺盛、体力更加充沛、睡眠质量提高、食欲增加，不但对治疗神经性抑郁症、失眠和神经官能症等诸多慢性疾病具有很好的康复和辅助作用，而且会使身心健康得以良性循环。

武术阴阳平衡运动，可以促进和提高血液循环的功能。人体的细胞不仅需要不断地供给营养，还需要不断地把细胞产生的二氧化碳和废物及时排除，细胞才能维持正常的生理活动，人才能得以生存。这就需要通过心脏和血管之间的血液循环来实现和完成，武术阴阳运动可以使人体的每块肌肉都得到锻炼。这种不像举重、投掷、体操等运动那样的机械式运动，给肌肉以强烈的刺激，使肌肉群僵硬和隆起，武术阴阳运动是平衡型的运动，是在自然、舒服的状态下给每块肌肉以挤压，促使静脉血液加速回流心脏，心脏供血充足了，向全身排出的血

量就会增加。因此，人体的每个丹田就要腹式呼吸，这种呼吸可使腹压产生不断的变化。呼吸量增加也就加快了血液的回归，给心肌一种锻炼。心肌发达了，心搏的跳动收缩就会更加有力，于是就提高了人体的循环功能。血液量增加，血管畅通，有利于排除血管中的有害物质，增加血管的韧性和弹性，对预防动脉硬化疾病起着积极的作用，给人体带来生理上的健康。

武术运动过程，有自然呼吸，更多的是腹式呼吸，通过深、长、匀、细的呼吸达到气沉丹田的效果。这样就使横膈肌、肋间肌、腹肌的收缩和舒张加大，呼吸深度加强，促使肺活量也增大，提高了心脏和呼吸系统的功能，从而使呼吸系统得到良好的锻炼，这对预防和治疗呼吸系统的各种急慢性病起着积极的作用。呼吸是人体维持生命所必需的生命活动，尤其是对抑郁症患者被压抑的胸闷的闷气释放，具有立竿见影的效果。

二、武术阴阳运动平衡对消化系统所起的作用

人体运动所需的各种能量都要由食物供给。食物经过消化系统的消化才能被吸收和利用。凡是消化系统好、食欲强的人大多是健康和长寿的。武术阴阳运动平衡的训练，是一项不尚拙力、没有蹦跳、较为和缓的运动。人们通过练功，身体上下内外都会得到充分的锻炼，促进人体营养的吸收、转化，加强消化器官的机能，从而增强消化系统的功能。

武术运动的阴阳平衡心理，要求要气沉丹田，通过气沉丹田，呼吸肌得到增强，对胃增加了按摩作用。肠胃蠕动加快了，刺激了消化系统，加快了消化液的分泌，促进人体新陈代谢更加旺盛，对胃肠的慢性疾病如消化不良、食欲不振等能起

到辅助治疗和防治的作用。

抑郁症患者常常出现头晕、胃不舒服、食欲下降或没有食欲，呕吐等生理问题伴随的情况，这主要源于两个因素：第一个因素，是抑郁情绪严重者长期服药（含中药和西药），药对胃具有一定的副作用；第二个因素，是抑郁情绪引起生理问题的并发症。在医院就诊的抑郁症患者在接受药物治疗之后几乎都会出现呕吐、胃不舒服、胃痛等生理问题的自我报告，这是常见现象。武术运动的阴阳平衡模式治疗，能够避免患者产生呕吐、胃不舒服、胃痛等生理问题，对抑郁症患者消化系统的健康会起促进作用。

第三节 武术阴阳运动的心理影响分析

一、武术阴阳运动对注意力的调适启示

古老中国的武术，无论是八卦掌还是太极拳（含陈氏、杨氏、蛇形太极）都离不开阴阳对立中的统一，以便达到阴阳平衡、攻防兼具的稳定状态。因此，自古以来武者几乎不患心理问题。因为习武者个体的身心能够达到阴阳平衡，他们就是通过武术阴阳模式的训练达到身心健康。尤其是太极拳和八卦掌特别强调阴阳平衡，有利于人体的身心健康。太极拳和八卦掌都是著名的内家拳，非常适合各种年龄和不同性别的人训练，它可以改善和提高人体的机能平衡，即有利于人体的物理平衡和生理平衡，最终能够有利于心理系统的平衡。

在武术训练过程中注意力必须高度集中，比如，太极、八卦掌或其他武术训练时特别注重"意"。它不仅要求以意领气、以气领力，而且要求每个人的动作都要在意念下进行或完成。武术运动训练时，讲究"入静"，是指"忘我之境"，也是意识集中，摒除杂念。这样就能使大脑皮层中的一部分运动中枢区域达到高度兴奋、集中，一部分因诱导作用而处于抑制状态，从而使大脑神经系统得到充分的调适和锻炼。

我们人体的神经系统就是在不断运动的过程，尤其是中枢神经系统，是调节人体各个器官活动的枢纽，人体的全身活动都是在其支配下进行的，它的机能提高了，人的身体也就会越来越健壮。

抑郁症患者的症状之一就是注意力不集中，过度自尊、非常在意别人的评价、自我伤感、自我多愁善感等心理特征都是分散注意力和形成自我强迫联想的来源。因此，抑郁症患者通过武术阴阳平衡模式的训练，能达到"忘我之境"的意念，从而达到摆脱过度自我关注和矫正注意力分散的效果，有助于提高抑郁症患者的心理自信，比如，抑郁症患者的自信心是比较薄弱的、自卑感是凸显的，从武术阴阳平衡模式的训练中，可以填补抑郁症患者的自信心。

二、武术训练可以提高个体意志力

意志是个体自觉地确定目的，调节、支配自觉的行为，克服困难以实现预定目的的心理过程。意志必须在面对困难时才能体现出来，意志力坚强的人心理问题很少出现，因为他能够勇敢地面对困难，克服困难，挑战困难。

武术运动训练的每一个动作，都必须循序渐进地反复训练，直到熟练为止，个体的经络、肌肉、骨骼、韧带等都将得到锻炼，同时，有助于锻炼个体良好的意志品格，在个体意志坚强的状态下能较好地控制自我的情绪，能够努力克服消极情绪，勇敢地战胜困难和挫折，以积极的心态和坚韧不拔的精神战胜一切困难。与此同时，还能使个体内心的情绪充分发泄出来，保持健康平和的情绪。

武术阴阳运动也能增强和提高人体对疾病的免疫功能，对一些疾病，如风湿病、高血压、神经官能症等都起到一定的控制效用。最为重要的是，通过武术的阴阳运动，能够塑造出个体平静的心理状态，面对任何紧急危险的状况都能保持冷静的心理，沉稳应对，在增强和提高个体意志力的同时，提高个体的心理免疫功能。

武者在武术训练过程中，处于"忘我之境"的意念状态下，集中注意力是为了协调和平衡武术动作，这就是调节强迫症和抑郁症患者不平衡心理的关键之处，也是最需要填补和矫正之处，因为患者的注意力主要集中于自我之中，勿视自我之外的客观之物，致使主体、客体之间失去平衡。武术运动的平衡训练，能够克服患者过度关注自我，逐渐将个体的关注点转移到客体事物上，这种技术称之为主客分离技术。通过武术的阴阳平衡模式训练，抑制患者的无意识的自我，最终达到有意识和无意识的平衡，同时填补中性和正性情绪，稀释负性情绪，达到正负情绪平衡状态，提高所谓的心理免疫功能。

这里特别强调的是，武术阴阳平衡模式心理疗法，适用于神经性抑郁症、强迫症、焦虑情绪、失眠患者，精神性抑郁症患者不在适用的范围。精神性抑郁症患者，属于精神病范畴。

中 篇

抑郁情绪理论原理

第四章 情绪与生理平衡关系

第一节 情绪变化的基础

在情绪心理学中研究发现,情绪变化与生理变化密切相关,我们个体的生理疾病与情绪心理呈现显著的相关关系。

情绪是一个生理、心理、环境诸因素相互作用的动态过程,无论抑郁症患者还是焦虑症患者,都是正情绪与负情绪不平衡所导致的,即阴阳不平衡的情绪。它们的相互影响是情绪基本属性作用的重要体现。

一、正负情绪能量水平差异

情绪的适应性和动机品质决定了存在着正性与负性的根本差异,因为情绪能量的积累,可以推动动机的产生。情绪行为的强度,与情绪积压能量也密切相关,抑郁症患者自杀的行为强度与负性情绪能量大小有关。在心理治疗或在心理咨询过程中的临床个案中笔者发现,如果心理咨询师或心理治疗师问抑郁症患者为何每天想着自杀,患者的回答是:"我已经受不了,每天失眠、每天服药、每天不能干活,不能好好地工作,每天头痛头晕、每天吃不下饭,我没有朋友,我孤独,我活着没有任何意义,所以我想早点结束自己,早点到安乐的天堂去。"

这些负情绪能量就是推动患者自杀行为的动机和内驱力,内驱力是动机维持行为的动力之所在。情绪能量有多大,内驱力就有多大,驱动的行为就会有多大,情绪能量和动力是相等的。由于抑郁症患者缺乏运动,负情绪能量每天不断囤积,如果超出患者的承载能量(承受能量),就会推动负性动力的产生,并且爆发出来。这时整个完成过程,就像一个气球一样,如果不断往气球里面充气,气球就会不断地膨胀,气量在不断增加的过程中超出气球的承载能量,气流就会往气球最薄的一侧挤压出来,形成瞬间的气球爆炸。情绪能量的增加对抑郁症患者的冲击同样如此,负性情绪的增加,不但能够推动负性动力产生和爆发,而且会导致患者的生理免疫功能下降,这是抑郁症患者体弱多病的一个重要原因,因为与负性情绪问题直接相关,所以称之为疾病发生的情绪基础。

情绪的等级结构与情境认知要求存在着一致性与矛盾,情绪有轻有重,一般的负面情绪,不足以对健康构成威胁,一般情况下我们就可以自行处理和调节。如果没有处理,在认知上会进一步把负面情绪扩大,不断纠缠不合理的认知,不良情绪就有可能逐级上升,情绪的检测功能导致情绪对自身系统产生放大或削弱的影响,神经中枢与边缘自主系统的相互作用导致情绪的不可控。

案例 1

有一位求助者,张某,22岁,女,汉族,出生顺产,身高1.75米，衣装整洁，大学三年级，市场营销专业，经过多家医院诊断和治疗，都诊断为抑郁症。父母都是体育运动员，身心健康，没有遗传病史。父亲身高1.93米，母亲身高1.86米，她的父母在班中比一般同学父母的身高就高出很多。张某在小学四年级时就发现自己的身高与众不同，身高已经长到1.61米，在课间活动时感到自己是个另类，由于特别高，同学不与自己一块儿玩，她就认为有同学故意远离她。于是，后来她在平时走路时，故意把自己的胸部弯下去，认为这样可以遏制自己的身高增长，但是身躯还是不断地长高，那时，她就产生一种负面的心理，很想把自己的腰部用刀砍下来。到初中时，她越来越讨厌自己的身高，讨厌自我身高的情绪与日俱增，逐渐地故意远离同学，她的孤独感、自卑感、负性情绪逐渐累积，最后发展成为抑郁症。上大学一年级时，她抑郁症状极其严重，曾多次发生自杀行为。她也想改变自己的情绪，已经多次住院服药治疗，服过中药，也服过西药，效果都不理想，反反复复，父母对此也非常无奈。直到上大学三年级时，患者通过武术阴阳平衡模式心理疗法，才解决了不平衡的情绪问题。

以上的案例1呈现出患者的心理问题：第一，患者对身高的认知问题，认为其他同学的身高比较合理，于是产生心理失衡；第二，与同学的关系问题，不愿意与同学交流，认为自己是另类；第三，对自身的遗传认知是不合理的，认为自己的身材难看，同时又想改变自己的身高，但找不到方法，内心产生了严重的矛盾冲突，进而产生自卑心理，不能接纳自我的身高，有意回避与同学的交流，引发自我封闭和人际关系紧张,每天关注自我的身高,引发过度自尊;第四,住院治疗和服药时间较长,效果不明显,抑郁症复发,引发失落、绝望的心理出现,致使她多次采取自杀行为。这些因素之间是相互作用的,每一个环节都对这个22岁的女孩产生了不同程度的影响,虽然不能接纳自我的身高开始只是一般的心理问题,但是由于这个心理问题并没有得到合理的处理,逐渐积累成严重的负性情绪。由此可见,不但情绪与生理活动之间的相互影响是可逆的,在情绪与个体的预期、目的和行动之间也是可逆的,它们之间的每一次活动均可达到协调而产生正性情绪并且有益于健康;反过来,也可以引发消极、自卑等不良心理而导致有害的负性情绪,最终影响身心健康。这些因素之间的动态关系是身心疾病发生的重要原因,也是疾病发生的情绪基础。

从另一个角度来说,情绪动机性功能在各系统中的相互作用,决定了情绪经常是主导因素,她想"把自己的腰部用刀砍下来",动机就是身高的逐渐增长与同学交往的矛盾,与同学交往的影响因素本来不是身高,而是错误的认知,但得不到及时的处理和调节,使她认为身高是影响与同学交往的障碍,进而"讨厌身高"。如果按照正常的个性理论来说,身高是有优越感的,但在她身上没有体现出来,却体现出自卑的个性心理特征。因此,这种主导性并非每次都起正性的作用,通常也有负性影响。在抑郁症患者中,情绪的障碍或失调是诊断的重要依据,它既可引起情绪本身的异常,也可以是身体其他系统致病的诱发因素。

二、情绪与生理平衡关系分析

抑郁症患者的生理是否平衡，与情绪的等级化程度密切相关，情绪的发生，每次与个体生理、认知、人格特性、行为均可能处于不同的等级上。有的人可能轻一点儿，可以自行消除；有的人可能重一点儿，通过心理咨询机构可以解决问题；有的人非常严重，不能主动求助，在家人、亲戚朋友的催促下才进行心理咨询或心理治疗。由于个体的生理、认知、人格和行为处于不同等级，然而每次所涉及的各个系统之间均能产生相互影响，我们个体的情绪经常激活有机体的器官活动和腺体分泌，比如，心血管活动肾上腺、汗腺等的分泌，器官和腺体的超常变化在某种程度上预示着某种不可避免的疾病将要出现。有的抑郁症患者，在患病之前，由于缺乏体育运动，或者几乎没有体育运动，各生理器质、官能、腺体分泌水平相互影响，情绪的生理激活的过度干扰，认知和行为在不同意识水平等级上的感知觉，都会影响个体的体验，大部分患者不愿或不能体验运动的乐趣，感知觉的水平以负性体验较高。因此，认知和行为的改变通过情绪又会影响机体器官和腺体的活动，或许是导致身体发病的原因。

从情绪的检测功能来看，情绪的监测功能首先在于监测情绪系统本身，不同的情绪可以相互影响和转化，其实情绪的内部功能就有相互转化作用。比如，个体的痛苦、焦虑、恐惧、敌对等负性情绪的延续，均可转化为个体的愤怒情绪。个体的愤怒情绪与厌恶情绪相结合，也可以构成敌意情绪的产生。如果我们个体的痛苦情绪被压抑，同样可以导致郁闷心理产生。

如果痛苦情绪与悲伤情绪并发，很有可能产生忧愁等复合性情绪。因此，案例1中的张某，各种情绪心理之间的相互转化或合并，是抑郁症的形成结果，患者的各种情绪进行相互加强或补充、相互削弱或抑制、均以体验心理载体而发生，张某的情绪体验对自身情绪过程的监测，可能形成并列的"加工器"一样。如果张某的身高对负性情绪的激活程度逐渐减小，制约负情绪强度的变化，同时进行情绪能量的转化，即对她的负性感觉知体验进行填补，填补其正性的感觉知体验，稀释其负性的感觉知，对情绪与生理平衡具有促进作用。

从情绪的激活功能来分析，情绪的激活效应导致情绪的不可控的性质，我们脑干的弥散性激活，在皮层和意识的调节方面是有限的，这一特性决定了情绪在一定程度上不可完全受语词意识的支配，许多抑郁症患者在医院治疗，经心理治疗师或心理医生，采用药物治疗时，很有可能会忽视这一点。从意识角度来说，情绪是超理性的，在一定程度上不由有机体内因决定，也不受外界社会和环境的外来影响，所以，抑郁症患者一旦停药，负性情绪又会重复出现。停药的原因大部分有两种。其一，服药时间长时，由于副作用的影响，体形发胖，害怕身躯变形严重，加重心理压力，特别是未婚者。其二，服药之后，容易犯困，影响生活、学习和工作，对学习、工作、生活产生焦虑、紧张等负性情绪，情绪的激活效应导致负性情绪的不可控性质，更直接的原因，其产生的机体往往在于情绪本身，也就是说，在复合情绪诸成分中，某种或多种成分不可控因素而导致某种类型的疾病，比如抑郁症或焦虑症；或者某些不可控因素干扰免疫系统或内分泌系统，从而导致身体发病。

这些论断可以从抑郁或焦虑的多种情绪复合与交织的情况中得到证明，也可以从糖尿病和癌症等疾病中得到证明（参阅孟昭兰：《人类情绪》，第361~363页）。

第二节 生理与情绪的因果联系

通过许多情绪研究发现，情绪与生理疾病是有因果关系的，在许多个案心理咨询和心理治疗过程中确实存在这个问题，情绪和生理的相互关系集中表现在两个方面：第一，原因趋向，情绪是疾病的诱因。第二，后果趋向，情绪是疾病的产物。情绪和生理两者是一件事的两个方面，情绪与疾病的复杂关系是双向的。也就是说，情绪引发生理变化，生理的变化也会引发情绪的变化，它们两者之间是相互干预、相互诱发、相互影响的。

一、情绪作为疾病的诱因形成生理系统不平衡

在许多临床个案中笔者发现，情绪可以作为生理疾病的前提条件而起作用。情绪与生理疾病的关联可以是直接的，也可以是间接的。比如，案例4中的张某，因为她的身高增长速度与同学对比，比较突出，较高较快，她羡慕其他同学的身材，从而对自身的身高增长快的生理问题产生严重的心理情绪。再如，冠心病是直接影响的，得冠心病的患者，当其得知自己是冠心病时，就会产生紧张或焦虑的情绪，紧张或焦虑情绪很可能促使冠心病患者的病情向不良的方向发展。因此，如果医生

没有及时对患者进行心理安抚，其病情很可能会进一步恶化。我们的认知过程，是对社会竞争、敌意关系或外来威胁的解释，或敌意诱发、竞争反应的外线行为（被标定为A性格，是一种易于发生冠心病的人格特征），以及经常的敌意状态会加剧神经内分泌反应，而影响心血管系统活动，血压和心率上升，并导致动脉损伤或动脉硬化（Friedman & Rosenman, 1994）。这些心理改变所导致的血压升高会进一步使动脉壁增厚，发生心肌梗死或中风。这种严重病症可被生活中突发的负性事件（如地震）所激活，从而危及心血管系统（Leor, 1996）。

抑郁症患者，最容易受到关联的生理器官就是肺部，在中国古代早已发现抑郁伤害肺部。在心理咨询或心理治疗的个案中很容易发现存在这个问题，如果让抑郁症患者在规定的时间内从一楼向上徒步爬楼梯，楼层不设限的情况下，结果患者的报告是：胸部非常压抑，肺部很不舒服。因此，倾向于疾病的关联也可以是间接的，情绪过程的激活导致个体行为的改变而引发疾病。比如，抑郁症患者能从多方面导致自我刺激和风险行为。所谓自我刺激和风险行为，就是抑郁症患者想象将来有负面事件和事情发生、在意别人对自己的评价、关注自己的荣誉、关注自己的名声等产生的情绪变化，这些都可能致使负面情绪进一步恶化，增大生理疾病的发生或恶化的风险。

二、情绪也是疾病的结果

在临床心理学的研究中显示，情绪与疾病的发生有直接或间接的关系，生理疾病会直接产生情绪变化。比如，一个身患癌症的患者，会直接表现出痛苦、绝望、悲伤的情绪，尤其是乳腺癌、子宫癌，对女性来说都是致命的，从女性角色看来，这些疾病是产生悲伤、痛苦等情绪问题的很重要原因。很多女性患乳腺癌与负面情绪也有直接或间接的关系，一个女性如果长期处在悲伤、痛苦、焦虑等负面情绪中，乳腺增生、乳腺癌的发生概率就较大，当然并非所有的疾病都是情绪引发，有可能与食物、饮水、生活环境恶劣等也有密切关联，比如，生活区域周边是化工厂，会有废气污染、废水污染等。因此，情绪作为疾病的结果，是指生理疾病直接产生情绪变化，情绪与致病的前提途径相同，同疾病有关的直接的生理联系或间接的认知或行为联系所引起的情绪，可能成为疾病延续的原因，这个结果的重要性在于以下几点。

（1）为较少对自身疾病的怀疑，个体在生病前，那些潜伏着疾病的生理状况会导致负性情绪产生和发展，对这些负性情绪，应当保持清醒，否则，过度的担忧或焦虑常常会对疾病产生潜在的负性后果。

（2）疾病导致身体机能下降，并打乱日常生活的情况可能使压抑的心境增长，比如，癌症患者、心脏搭桥或关节损伤病人对症状的解释和控制过程感受会更为痛苦，同时失去信心，而失去信心对慢性病治疗非常不利。

（3）疾病过程，特别是受神经内分泌系统影响的免疫系统病患者的情绪更容易恶化，从而他们认知、行为和心情继续受到负性情绪影响（Wood and Vander Zee, 1997）。因此，疾病与情绪是通过双向联系的途径进行的。情绪失衡的持续性可能会更大，因为患者得知自己的生理疾病不能治愈，可能会对其情绪产生重创性的冲击。

案例2

有一位失眠患者，李某，男，汉族，52岁，高中文化，公务员，经济良好，有车，有别墅。存在抑郁情绪、焦躁易怒、紧张多虑、失眠，记忆下降等问题，常常与妻子、儿子发生语言争执和冲突。每天只睡3个小时，这3个小时总是半睡半醒，处于浅睡眠状态，靠安眠药来维持，头晕，血压过高。经过8年的失眠治疗未愈，主要以医院处方服药为主，每天要上班，上班总感觉很困。患者本人总结出失眠原因有三方面因素：其一，身患甲亢，每天必须服甲亢药；其二，家庭成员出问题，独生儿子吸毒，多年管教无效；其三，儿子不能正常上班，经济消耗很大。由于这三个原因，他常常因与妻子观点不一致而争论不休，引发情绪波动很大，情绪常常无法平静。

失眠患者李某，其中引发病症非常重要的因素是身患甲亢疾病和其儿子的吸毒。心理方面，甲亢会让人神经过敏、多言多动、紧张多虑、焦躁易怒、不安失眠、注意力不集中、记忆力减退，偶尔表现为寡言、抑郁。生理方面，甲亢会导致心动过速、心律失常（如早搏、心房纤颤等）、血压升高、心力衰竭，导致人体内分泌系统的紊乱，损害消化系统，导致肝功能受损。如果是男性就会导致性欲减退、阳痿、早泄，如果是女性甲亢患者会出现月经不调、经血量减少、闭经等。

因此，对失眠患者李某的心理辅导和心理治疗方式，首先必须找到生理平衡和情绪心理平衡的支撑点，对于他来说才能有治疗效果。服用安眠药时间长了，他就会产生耐药性，即药物对他的生理系统出现适应性现象,长期服用安眠药,对治疗失眠不起根本作用,服用安眠药时间越长,效果就会越差,因此,李某已达8年的失眠现象,依然未愈。

平衡点从下面两个方面作为治疗的切入点。第一,治疗甲亢疾病,安心治病,安抚心理,很有必要进行心理干预和心理治疗。第二,儿子必须到正规的戒毒所进行强制戒毒,必须让其儿子吸毒行为戒掉。这两方面必须同时并行,否则就无法达到心理平衡和生理平衡,因为儿子的吸毒未戒、不能上班,会引发李某的焦躁易怒、紧张多虑情绪、不安失眠等心理问题的发生,致使免疫功能低下,影响甲亢疾病的治疗,甲亢疾病又会引发焦躁易怒、紧张多虑、不安失眠等致使李某产生负面情绪,这是甲亢疾病引发的直接结果,这样会引起情绪与生理疾病相互影响,难以治疗甲亢、心理问题恶性循环的情况。因此治疗甲亢疾病和让其儿子戒毒必须同时并行,才能达到心理平衡和生理平衡,这就是所谓"情绪是疾病的结果"。

从上面案例2中的李某可以发现,情绪过程对广泛范围的刺激发生敏感,生理疾病与情绪不是绝对关系,而是相对关系。一般情绪问题不足以引发生理疾病的发生,如果个体能够自行消除一般的情绪问题,对生理系统不足激活,只有在长期中度、严重以上的负性情绪心理问题,才能足以激活生理系统(6个月以上的时间)。情绪作为消耗身体资源的因素,是与年龄、经济、环境或人际压力等原因相联系的;而且随着与病原的接触,身体能量消耗和功能损伤则预示着疾病的增加。慢性的压抑情绪会削弱抵抗传染的资源,紧张的对抗性情绪也是心血管系统风险的指标。可见,强烈的负性情绪对已发生的疾病

（伤残性创伤）或慢性疾病（如癌症），能产生持续的高度威慑力。同时，敌对情绪对突然发生的应激情境引发的疾病（如心脏病）也会削弱应对能力而起后效作用。

三、情绪理论与生理理论的双向分析

情绪理论认为，情绪是一个等级结构的组织。这个观点又借助于了解情绪与生理疾病双向性关联的性质，从案例5李某的心理问题得知，情绪与疾病存在双向性关系，不能仅从单个情绪分析，也要注意从生理问题分析，在心理咨询或心理治疗过程中，必须从情绪和生理两方面进行分析。比如，案例5的李某失眠，失眠的因素是非常复杂的，心理咨询师或心理治疗师（心理医生）应该从以下四方面向患者提出问题。

第一，从失眠的时间问题方面进行分析。必须向患者提问，失眠时间多长，从何时开始失眠。晚上的睡眠时间问题：晚上几点能睡着，晚上几点醒来，睡着时候是否做梦，做梦的内容能否记住，记住的梦中内容是否很清晰，这些是用来分析患者的睡眠质量，是判断假性失眠还是真性失眠的依据。

第二，向患者提出饮食方面的问题。询问患者在睡前吃过什么食物、药物，是否喝过咖啡、茶、牛奶、饮品等，有些食物对生理系统的刺激，可能会引起患者的内部感知觉的不适应，因为有些食物对生理系统具有刺激作用，在食物刺激下的生理系统的过度激活也会引起失眠。

第三，向患者提出生理方面的问题。询问患者是否有胸闷，是否在肚子和胸部有一股压抑的闷气排不出来，上不来、下不去，积压在里面，是否有肚痛、呕吐、头晕，饭量多少，血压、排泄是否正常等问题；如果是女性患者则要问经期是否正常、乳房是否有胀痛等问题，这些问题足以引起情绪心理问题的发生。

第四，心理方面的问题。询问患者记忆是否有下降以及紧张、焦虑、压抑、抑郁、多愁善感的感觉，社交人际关系如何，若是已婚者，家庭人际关系如何，家人能否和睦相处。

如果是生理上有疾病，必须建议患者做生理问题的检查、筛查，同时做心理辅导或心理治疗。李某的失眠问题是具有双向性关联的性质的，这些都说明了情绪成为疾病过程的功能性指标，情绪是一个复杂的分等级的过程，不能把生理、心理、社会因素放在单一水平来分析，而应该把生理和心理因素分开，分开了解情绪在其中所起的作用。

情绪从神经生理学划分的三级机构来看，情绪发展的三级水平介绍如下：①种族发生水平上的原始情绪，即在人类也具有的原始感情反应；②人类个体分化和发展的基础情绪，即意义、分化的基础情绪体验；③社会化复合情绪，即有语言规范的，包含社会价值的情感体验（Johnson & Multhaup，1992）。

生理、心理、社会因素是相对独立的系统，在不同的情境影响下，情绪的各个等级又分别与生理认知的不同等级相联系而发生，构成形形色色的各式各样的生理和心理状态，有的对有机体是适宜的，有的则不适宜。生理和心理状态决定着有机体对环境适应良好或适应不良，从而决定机体的健康程度。

第三节　生理与情绪心理等级的平衡关系分析

一、生理与人格特质情绪心理平衡关系

我们心理咨询、心理辅导、心理治疗的过程，应该考虑生理系统与心理系统是否平衡，比如，求助者在人格上是否有特质问题，在大脑神经系统上是否有器质变化问题，有否恶性肿瘤压迫神经系统等问题，这些都是心理工作者应该考虑的范围。

案例3

有一位失眠患者，吴某，男，56岁，汉族，大专文化，衣装整洁，中学语文教师。根据患者本人的自述和家属的汇报，吴某的失眠已有6年之久，多次住院，去过北京、上海、广州等大型三甲医院，病情的改善却没有丝毫进展。

吴某第一次进入当地某市的三医院精神科、心理科进行合作诊断，在病历的结果上，都是显示失眠症。医生给他开处方药，从第一次服药的那个晚上，他睡了5个小时，第二天服药，他睡了4个小时左右，在两个月内几乎还能睡3个小时以内，到第三个月之后，服药的方式渐渐失去效果。后来转往北京、上海、广州的三甲医院的病历结果显示也是失眠症，医生建议加大药量，但服药后吴某整个晚上也不能入睡，大脑非常清晰，到了白天就无精打采，身体非常疲惫，四肢无力。吴某

整天躺在床上，眯着眼睛，就是不能入睡，眼睛怕见阳光，不断发出"天下没有人能够治疗我的病啦，我死掉算了。"等悲伤和绝望的声音，自杀倾向日渐严重，家中每天必须有人看护着，一旦没人看护，他就到厨房拿刀大喊大叫要自杀。他说自己的胸部非常压抑，抑郁情绪严重，多愁善感，紧张烦躁，顾虑自家的土地被堂兄弟再次霸占，害怕失去家土，整天焦虑不安，记忆力下降，不愿意与亲戚朋友交流，爱面子，非常自尊，常常自责。他已经不愿意服药，不愿意去医院治疗，认为天下没有人能够治疗他的病，对医院的治疗失去信心，在家人的多次劝说下，才再次来到心理咨询中心进行心理辅导。

根据家属和他本人的阐述，第一次失眠是因为堂兄弟无缘无故地侵占他家的土地，后来由于城市建设的需要，那块被侵占土地有一笔经济补偿，因此与堂兄弟发生激烈的争执、争吵不休，结果却输了，这让他认为自己很没有用，只能被人欺负、伤害，于是越想越气，就开始紧张、焦虑，失眠就这样开始了。失眠的第三年，即 2009 年 9 月，医生的检查病历报告显示他具有轻度胃溃疡。吴某，平时比较自尊，爱面子，不喜欢与别人交往，有事都会闷在心里，与家人也很少交流，但在心理辅导过程中，他讲话流畅，衣着干净、整洁，采用卡特尔的 16PF 测验人格、抑郁自评量表（Self-Rating Depression Scale，SDS）、焦虑自评量表（Self-Raing Anxiety Scale）测试分析，他具有人格特质，抑郁情绪严重，伴随焦虑情绪严重。

在人格特质理论中，特质被看作一种神经心理结构，也是一种比较稳定的心理和行为倾向，个体以相对一贯化的方式对刺激做出反应。人格作为一般化、稳定而持久的行为倾向而起作用，特质论并不是把人格分为绝对的类型，而是通常认为存在一些特质维度，我们每个人在这些特质上都有不同的表现特征。但特质也会有共同特征，所谓的共同特征，就是指在同一文化、环境背景影响形态下成长中逐渐形成的，人们所具有的一般人格特质。人格特质是在共同的文化、习惯、风俗、生活方式等潜移默化影响下形成的，并普遍地渗透到每个人身上。从共同特质来分析个体之间的差异，只不过是指个人所具备这种特质的多寡或强弱不同而已。奥尔波特提出了人格的14种共同特质，如，支配—顺从，外向—内向，自信—自卑，合群—孤独，理论兴趣高—理论兴趣低等。

奥尔波特认为，特质是个人的而不是地区社会的、是以个人经验独特方式发展起来的动力倾向，所以共同特质不是真正的特质。在世界上没有两个人的个人特质是完全相同的，即使两个人在共同特质上是相似的，但他们行为上所表现的仍各具独特性。

我们每个人的生理、心理社会因素都是相对独立的系统，但在探索心理平衡问题时，也要考虑到情绪在其中所起的作用，不同人格特质上，情绪反应的程度也就有所不同，与人格有关系，案例6中吴某的失眠症并非是个别因素所形成，与他的人格特质有关，吴某具有抑郁型人格，在人格特质方面表现出情绪心理不平衡。在人的社会生活中，生理、心理的结构功能如果经常在一定程度上达到平衡，中枢神经系统活动就成为有意识的情绪体验的正常基础，它们经常以中等强度水平的正性情绪表达，而较少发生过度激烈的自主性激活，人们生活在生理与心理动态平衡的状况下，情绪将是平和而愉悦的

（Panksepp, 1998）；在另外的情境下，则有可能促使疾病发生。下面是生理、情绪、认知发生分裂的主要方面。

二、神经中枢与自主系统活动的不平衡分裂

中枢神经系统活动可以停止并结束相关情绪体验的神经过程，此时余留的自主性活动与中枢过程已不处于同一水平程度上，持续余留的自主性活动就可能放大随后的情绪体验和行为反应。这些持续的自主性激活以及由它所保留的情绪就能反过来使器官结构受到伤害（如免疫系统或消化系统，其他系统亦然）以致发生疾病（如癌症或胃溃疡）（Phelps, LaBar & Spencer, 1997）。案例6中的吴某，他失眠的案例就可以说明这一点，他失眠已经达到自动化，即使药物控制，也不能完全制止失眠的发生,；他的负性情绪问题引发了胃溃疡，就是显著的验证。

三、情绪与理性思维不平衡的分裂

案例3中的吴某，他的情绪与理性思维的分裂是非常显著的，虽经过许多医院的治疗失眠依然未愈，可以从情绪与理性思维方面找到答案，因为他的情绪类型与概念或反映的分裂是经常发生的。他的语言表征着他的思想和意图；语言本来并不需要，也必然能激活情绪，但是情绪的过度激活与语言代表的意图或期望之间可能发生不平衡型分裂，也就是说，在理性思维水平上对某种情绪的发生并不一定能起到制约的作用，从而过度激活的和长期存在的负性情绪就成为某些疾病发生的"温床"。吴某认为自己的土地被别人霸占，"自己是被别人欺负"的，"自己无能"，这就是一种认知思维水平，而过度激

活的和长期存在的焦虑、紧张等负性情绪,与胃溃疡的发生存在相关关系。

四、情绪控制愿望与神经过程之间不平衡

案例3中的吴某,他也想控制自己的情绪,为何又控制不了呢?根据Boden & Baumeister的情绪理论,认为个体企图控制情绪体验的愿望之所以不能起到作用,在很大程度上是由于自主系统活动的过度激活与中枢过度不平衡的分裂。案例6中的吴某的自主神经系统是过度激活的,不是因为土地被侵占的本身,那只是一条导火线索而已,吴某过度关注自己的自尊,产生自我内部刺激,在乎自我和关注自我感受的变化,土地被别人侵占只是客观外部的刺激,如果有其他财产的丢失或其他事件发生,吴某会同样出现失眠的情况。吴某的自主系统活动的过度激活与中枢过度的分裂,已经到达自动化的程度,就是指吴某的过度关注自我已经不能控制。

案例6中的吴某抑郁情绪临床个案实验证明,具有高控制特征的人,具备低焦虑与高社会性特征的人就存在这个问题,自然而然地使用正性想象去控制有威胁性影片诱发负性情绪的刺激事件,从注意中转移,或者不去控制。对过度的自主性反应肯定不能产生影响,这时就发生了控制与自主系统激活不能协调一致。而自主系统激活得不到抑制,是由于控制反馈的下降(交感系统的过度激活压倒副交感系统起作用)使得上述分裂不可避免(Boden & Baumeister,1997)。可见,从生理心理的分裂过程去认知情绪对疾病发生的原因和诱导功能是非常重要的。

第四节　情绪的复合成分平衡分析

一、情绪的复合成分与生理的平衡关系

情绪的产生与复合成分加工系统密切相关，前面的内容已经阐述过，情绪的产生与需要有关系，与动机、认知也有联系，这些就称为复合加工系统。无论是心理疾病还是生理疾病，在前面也阐述过与情绪相关的观点，情绪的产生从复合成分加工系统方面分析生理疾病，能够把情绪问题梳理得更为清晰，对我们心理工作者的咨询过程会有所帮助。

情绪是个复合成分加工系统，从情绪与疾病的关系方面看，有两个重要系统：（1）整体上的复合。这个系统包括的认知、情绪体验、外显表现、运动反应和有机体生理系统反应。（2）认知和情绪关系，情绪与认知是相互影响的，情绪受到认知的制约，情绪也会干扰认知。情绪反应是从知觉水平和抽象概括水平决定，歪曲的认知对情绪有负性的影响，在许多临床案例中可以发现这个问题。

案例 4

2013 年 8 月，求助者，张某，女，23 岁，汉族，本科文化，英语专业；王某，女，23 岁，汉族，本科文化，英语专业。张某和王某是同一天同时进入心理咨询中心求助，她们是大学的同班同学关系，她们各自都在谈婚论嫁时期，张某的男

友提出分手，王某的男友也提出分手，各自的男友各方面条件都很相似，比如经济收入、住房、单位、人品、外貌和身高等都很相近，结果，她们都分手了。张某认为以后再找不到这样好的男友，张某曾经对男友一片忠心和一片痴情，认为男友没有良心，憎恨男友以及他的无情无义，负面情绪严重，焦虑、紧张、失眠、吃不下饭，不愿意出门交流。通过心理咨询，三个月之后才慢慢好转。王某，与男友分手后，负面情绪很轻，王某认为，失恋并非是坏事，可能会变为好事，分手后有机会再找一个更好的男友，安静下来想想，应该感谢男友，如果没有分手，她哪里有再次恋爱的机会？所以负面情绪很轻，一周之后就恢复到良好的状态。

从案例4中发现，张某的负面情绪严重，而王某是一般的轻度负面情绪体现，可以从认知、情绪体验、有机体生理系统反应等情绪复合成分与疾病方面分析她们的心理问题。

认知、情绪和有机体分别是相对独立的、多个水平的整合系统，情绪在复合成分的整合中，每种具体情绪都是某些不同成分的独特组合。情绪既可以以具体的单一情绪起作用，也可以以组合起来的复合情绪产生影响。同时，当整体系统的某些成分改变，比如，内分泌或免疫系统的改变，首先被卷入疾病中，并且成为疾病的诱发因素。其次，情绪反应，又是从知觉水平到抽象概念水平整合活动的产物，情绪一定会受到认知水平的制约，歪曲的认知对情绪会产生负性的影响。认知与情绪的相互影响，以及附加的生理成分的改变，都说明了认知与情绪成为疾病发生的完整的心理机制。

由此可见，痛苦、愤怒、恐惧等多种情绪的复合及其与生理不同的激活和不同水平的认知之间的分裂，可产生情绪的异常，比如，焦虑或敌意等情绪；也可产生生理的异常，比如，食欲减退、失眠引起的头晕等。与过度或歪曲的认知、任意夸大或任意的联系等，就构成了生理疾病或精神疾病产生的生理和心理条件（孟昭兰，1989；Leventhal，1984）。

在案例 4 中，张某的痛苦、失眠，是来自"愤怒男友，男友没有良心"的认知、认为自己没有机会找到更好的男友等认知，因此，她对恋爱产生恐惧等多种情绪的复合体现。在心理咨询过程中，分析情绪的复合成分是不可缺少的重要信息，这些信息必须经过严谨处理，改变求助者的认知方式，改善其感知觉的错误信息，提高其感知觉的认知水平正性信息，填补其感知觉获取的负性信息，最终使其达到心理平衡的状态。

研究表明，人的整体复合系统具有三种组织类型与疾病密切相关：①与行为相整合的"工作与努力模式"；②与恐惧、激动相联系的"应激与痛苦"模式；③与消沉、压抑相联系的"抑郁与活动"模式（Gray，1990）。这些情绪色彩浓厚的整体特征对疾病的发生起着不同的作用。

"工作与努力"模式与"应激与痛苦"模式对疾病影响的差异明显。这些是能产生高能力激活的两种模式。"工作与努力"模式表征为现成地进行整体性活动，比如，身体锻炼运动，。"应激—痛苦"模式可分为两种模式：①攻击；②回避或逃避。

有些研究表明，在机体水平上，"应激与痛苦"模式被试显示为肾上腺素增加300%，去肾甲上腺素增加50%。这个比例与"工作与努力"模式被试所显示的正好相反。自主系统活动的这类差别依赖于个体按照情境采用的应付行为的不同。其不同在于，趋向逃避的激活与单纯的能量消耗激活两者的作用不同，甚至对立，结果在缺乏整体性协调活动的情况下，"应激与痛苦"模式形成一种强烈的自主系统反应的特殊模式，高肾上腺素和低去甲肾上腺素是罹患心脏病的罪魁祸首。这种情况通常被确定为：从敌意情绪到生理改变（如心率加速，血压升高）是诱发动脉硬化的直接通道（Dimsdale & Moss，1986）。

　　情绪的和运动的模式触发急性冠心病和由动脉硬化促发的冠心病的发展，这是病源不同的两种冠心病，所依赖的基础是不同的。急性心脏病发作或中风可能来自激烈的外部运动激活和自主系统的过度反应，或产生于从威胁情境发生的应激与痛苦成分，或是从挑战情境而来的高强度工作模式。而动脉硬化心血管病则是由长期的高血压、心率不正常及类似的激活触发心室颤抖而发生的（Kamarck & Jennings，1991）。如果患者已经患有动脉硬化症，又遭遇强烈情绪或剧烈运动的情况，导致发生急性冠心病的概率将会更大。

　　因此，强烈的负性和正性情绪的激动或剧烈的高强度工作突然停止，就会威胁机体系统的安全，确实有增加急性心脏病的更大风险，甚至导致个体突然死亡。因此，在剧烈运动停止时，应逐渐减少其后的运动量，以达到有效地避免高水平肾上腺素的产生和缓解风险的发生（Dimsdale et al.，1986）。

二、抑郁与活动模式来自运动系统活动的抑制平衡

实践证明，动物以停止活动的方式去应对不可逃避的和无法控制的应激源，或遇到的某些免疫系统的挑战，如传染病、流行感冒病毒这些是不可逃避和无法控制的应急源。我们人类也是一样，抑郁与活动模式来自运动系统的抑制，抑郁前者是负性情绪和终止行为导致身体改变，或身体进行全面抑郁；后者是抑郁症导致负性情绪和抑制行为的改变，或负性情绪得到加强。当模式由不可控制的应激源所诱发时，脑的去甲肾腺素下降可能是导致产生胃溃疡，甚至死亡的原因。因此，抑郁症患者的胃不舒服、胃疼、胃溃疡是常见的生理问题，这些可以看成有由负性情绪引发的生理疾病。

抑郁症患者的生理并发症，是由于皮质类固醇循环增加了使去甲肾上激素下降的可能，并激活下丘脑、垂体、肾上腺素系统；下丘脑、垂体、肾上腺素系统能改变许多免疫功能，并使去甲肾上腺激素进一步受到抑制。这就是"抑郁与活动"模式起作用而导致负性情绪发生的过程，以及其对疾病发生影响的机制。

抑郁症是导致免疫功能下降的原因之一，是免疫系统细胞供给减少、免疫系统功能下降时致癌的机制之一。如果这种情况得到改变，尤其是那些被质类固醇循环而产生抑郁，所影响的免疫细胞供给减少的情绪得到改变，就会产生一种破坏那些已被细菌和致癌病毒所传染的血液细胞的能力。这其中，尤其是天然杀菌细胞（NK）被设想为防御那些最初的瘤体和瘤体

转移发展的第一道防线（Levy，1985）。NK 细胞的减少通常被认为是与某种癌症（Type C-cancer model）的发生联系着。这就是在情绪影响下，免疫系统与抑郁导致肿瘤发生的互相制约过程。

当免疫系统的细胞供给发生改变，它就会对下丘脑、垂体、肾上腺系统构成影响。这时，下丘脑、垂体、肾上腺系统就被免疫信号所激发，而自主神经系统又被促肾上腺皮质激素释放因子（CRF）所激发。结果，皮质类固醇循环操作的反向反馈循环会抑制几种类型的免疫细胞的活动。此时，在不可控制的应激源被主体解释为无望（情绪）而启动时，就会产生具有潜在危险的后果（如肿瘤发作或转移），但是，当免疫对传染的挑战处于最高点时，它可能有效地：①限制可溶性免疫因子对组织的破坏；②阻止自身抗体和自身免疫失调的发展；③保存能量，从而避免肿瘤发作或转移（Asnis & Miller，1989）。

第五节　认知对负性情绪产生的影响

一、认知与情绪在两个水平上相互影响

情绪与认知之间的相互影响、相互制约的关系，也是常常协调一致的矛盾的、分裂的关系。在机体生理过程正常情况下时存在这种关系，在病理潜存和疾病已经发生的情况下更是如此。在许多研究中显示，认知至少在两个水平上涉及情绪：

①认知的知觉和表象水平，自发地和无须努力地产生短时的情绪反应；②认知在概念水平、情绪在一定程度上是被认知规定的。但是，认知也在这两个水平上与情绪状态发生交互影响，从而对疾病的发生起平衡作用。

二、自我与想象挫折的负性情绪产生关系

在心理治疗或心理咨询的工作过程中笔者发现，抑郁症患者的自我和想象挫折进行比较，自我（现在的我这样不幸）和想象生成（我将来一定会更糟糕），负性情绪就开始产生。其实抑郁症患者负性情绪，最先来源于自我想象挫折，本来事件的发生并没有与想象得那样糟糕，所谓的"糟糕"是抑郁症患者自我想象出来的，比如人际关系、将来的生活和工作等。

在知觉和想象的研究中同样发现了这个问题，对健康危机（心脏病发作或发现肿瘤）（实验组）的映象所产生的自发激活（心率上升），自我和生成映象的控制组（身体运动或平静的一天）（控制组）作比较。对健康和警觉组为被试（即实验组），测量了自我监视疾病的体征与自我对疾病解释的指标，结果表明，控制组相比其他组分数高，即通过对健康威胁情景的想象解释过程和对身体症状的自我监视，知觉维持了心率的上升；控制组则没有发生类似的情况。另外，控制组被试在威胁情景中的自发激活与实验组被试相同；而实验组被试在非威胁情景中的自发激活则与控制组被试一样（Brownlee, Leventhal & Balaban, 1992）。这个实验结果说明，与控制组被试不同，被疾病威胁着的被试的想象解释和对症状的自我知觉，导

致自主系统和应激情绪的激活。这正像早期对蛇的恐怖显示的一样，"一朝被蛇咬，十年怕井绳"。知觉对即时诱发的情绪是很关键的，重要的是，只有把身体知觉放置在疾病威胁的概念框架之内，这种情绪激活才能得到维持并产生负性的影响。

抑郁症患者的知觉是放置在自我情感体验之内，如触景生情或触景伤情的封闭式知觉，这种封闭式知觉的情绪情感激活才能得到维持并产生负性的影响，产生情绪低落心理，沉浸在自我情绪情感之中，常常自认为没有人理解自己的内心，自我封闭起来，不愿意与他人进行交流和沟通，人际关系受阻。

三、认知的两个分化与负性情绪影响

在自发的、知觉驱动加工和概念控制加工的两个过程研究中发现，已知 A 型性格者的攻击性和敌意情绪可能造成一种应激环境并削弱正性的社会支持。A 型性格者在特定的认知过程中，他们的情绪很容易变成敌意状态，是由自发的、感性认知引起、与敌意攻击性相联系的情绪外显行为，是由知觉"线索"引发的。由于这些传递着敌意的负性情绪，反过来会引起一种退缩和攻击相结合的对社会环境的逆向反应，从而巩固敌意者对他们人际关系产生的概念。

由知觉图式而来的自发的、快速引起的情绪反应，就会建立一种对社会情景的概念，这种情景是敌对性的、具有威胁性的。于是，这样的概念就给 A 型性格者造成一种自我保护性的抑制，即抑制攻击行为，这就为包含敌意攻击性情绪而无攻击行为提供了解释和证明。结果显示，长期的愤愤不平和理性的抑制就成为患高血压和心脏病的情绪和认知原因（Leventhal，1984）。

  我们的生活存在威胁生命的慢性疾病是不可避免的，也是普遍存在的，对自我的内在威胁之中，是处于习得性无助状态，这种无助状态是导致抑郁症产生的原因。当个人的处境使我们乐意对社会去执行应付程序，比如，看重自己的事业或责任，就能使我们不把疾病看得过分严重，或对疾病有所认识和分析，从而并不把疾病看为与自身那么紧密相连，我们就能在自身的生活中产生相对地控制疾病的自我认同和体验。对那些设想为严重的或自己无能为力的疾病，以及顾虑会重复出现或复发的慢性病，将严重地影响自我系统（涉及复杂的认知和自我评价的各个系统）（Leventhal，1992）。因此，保持自我认同感，或参加某种社会组织的支持网，获得良好的人际关系，这样可能会改变人们的抑郁状态，或对改变敏感的情绪状态具有促进作用。

第五章 抑郁症与情绪疾病

第一节 抑郁的概述

一、抑郁含义的解释

1. 从文字含义方面分析

抑郁通常称为"忧郁",从文字上来解释"忧郁"的"忧"字:

"憂,愁也。"(《说文》)"从心,尤声。"用"页"即人头代表,后加"夊"(suī 表示行走),形成"憂"字,本义是担忧、发愁。

《说文解字》曰:"不動也"(不动也),"從心尤聲"(从心尤声),"讀若祐"(读若祐)(见图5-1~图5-3)。

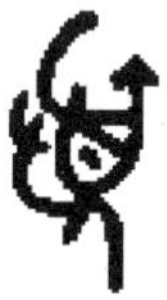

图5-1 金文大篆 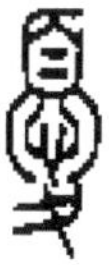　图5-2 小篆 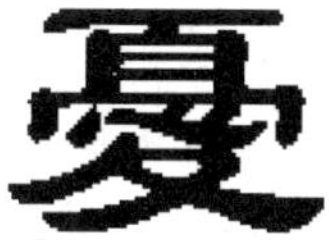　图5-3 繁体隶书

"忧"字的现代含义:忧愤,忧惧,忧烦,忧惶,忧急,

忧煎，忧思。

从文字上来解释，"忧郁"的"郁"字：

"鬱，木丛生也。"（《说文》）"鬱"为形声，从林，鬱（yù）省声。本义：繁盛的样子。《说文解字》："右扶风郁夷也。从邑，有声。"（见图5-4～图5-6）

"郁"字的现代含义：忧愁，愁闷，郁闷，郁悒（苦闷），郁愤，郁怒，郁积，郁结，抑郁。

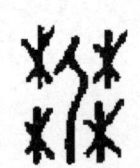

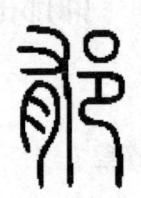

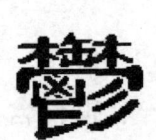

图5-4 甲骨文	图5-5 小篆	图5-6 繁体隶书

2. 从情绪强度分析

抑郁比单一负性情绪的体验更为强烈和持久。抑郁是一种复合情绪。我们应该从以下两方面进行分析。

一方面，从抑郁发生和发展的时间长度进行分析，如果时间很短，为一天至一个星期，能够经自我调整后抑郁消失，属于正常抑郁，我们每个人都可能发生过，这也称为一般的抑郁，在许多生活事件和工作事件中都有引发的可能。如果抑郁时间较长，直至少半年以上，通过自我调整或求助后都不能使抑郁消失，甚至继续发展下去，负性情绪逐级上升，就很有可能发展成为抑郁症。

另一方面，从抑郁症发生的强度进行分析，可以分为轻度抑郁症、中度抑郁症、重度抑郁症。

如果抑郁发生和发展的时间持续长（持续小于1个月，间断小于 2 个月），具有失眠特征，抑郁强度较轻，一般称为"轻度抑郁症"。

如果抑郁发生和发展的持续时间长（3 个月至 5 个月），失眠特征比较明显，具有自杀倾向，抑郁情绪强度中等，称为"中度抑郁症"。

如果抑郁情绪发生和发展的持续时间长（6 个月以上），失眠特征非常明显，具有严重的自杀倾向或自杀行为，对任何事情已经失去兴趣，尤其是人际关系非常紧张，不愿意与别人交往，抑郁情绪强度大，称为"重度抑郁症"。

3. 从综合特征分析

抑郁主要以负性情绪表现为特征的心理问题，抑郁程度有轻重之分，最严重的具有幻觉特征，比如，幻听、幻视、幻嗅等，具有自杀倾向和自杀行为，情绪变化幅度较大，多愁善感、人际关系紧张等，抑郁比任何单一负性情绪的体验更为强烈和持久。抑郁是一种复杂的复合情绪心理问题，主要包含痛苦，并依照不同情况而合并诱发愤怒、悲伤、忧愁、自罪感、羞愧等情绪（Izard，1997，1991）。

抑郁有正常与异常之分。我们每个人都体验过抑郁，轻则为抑郁、担忧、烦闷，重则为忧愁和忧郁，但均属于正常情绪。比如，工作不小心造成失误和受阻、生活经济的损失、人际交往受到排挤，经济收入下滑、工作调动不顺等都有可能引起抑郁的情绪体验，在一个星期至一个月内，能够自我解除，对我们没有很大的威胁，这称为一般的抑郁；如果一般抑郁没有消除，在时间延续到三个月至半年时，就有可能由轻度抑郁逐渐向中度抑郁发展；倘若半年至一年还未消除，很有可能就转化为严重抑郁。在严重抑郁的状态下，抑郁可能转化为病态情绪。因此，抑郁正常与异常之间的界限虽然难以截然区分，但是一般来说，抑郁体验者对自身处境与身体状况有恰当的认识，对自身行为控制欲调节符合社会常规，并有足够的自信和自尊，哪怕是一时的忧心忡忡，也是属于正常的。但由于过度压力而导致情绪低落或绝望，失去兴趣而不能胜任正常工作，甚至产生自杀企图等极端意念和行为，就可能向异常情绪转化而成为抑郁症。最好在一般正常的抑郁和轻度抑郁之前就把抑郁情绪消除，如果一旦转化为严重抑郁情绪，就很容易转为抑郁症，这就是异常的抑郁状态，在临床心理学上称之为"有病"。

4. 从临床心理反应的来源分析

从临床心理反应的来源分类，抑郁症可分为神经性抑郁症和精神性抑郁症。

神经性抑郁主要是外源性的，是由环境压力引起的应激性所导致的。当个体对自身的处境不能加以改变或控制时，焦虑就转化为抑郁而成为神经性抑郁症。此时，患者感到无助，失去自信和自我肯定，情绪消沉而沮丧，产生偏离认知和偏离社会的行为，但自我意识是清楚的，并且有求助意识。

精神性抑郁症一般均有内源性发病因素，主要是指有机体生化因素引起的生理异常及其导致的遗传后果。为区分神经性抑郁症和精神性抑郁症，要确定精神性抑郁症患者的基本心理症状是否包括以下几个因素。

（1）极端认知反应：妄想、幻觉。

（2）异常情绪：感情迟钝、低沉、冷漠。

（3）异常知觉定向：失去时间、空间定向能力。

（4）异常行为：失去对自身的理解和控制。

（5）人格瓦解：失去责任和道德意识，失去对人的感情交流，内疚自责，悲观失望，茫然无主。

（6）意识不清楚，并没有求助意识。

符合所有这些则属于精神病的典型症状的抑郁，在神经异常者身上是不会出现的。

神经性抑郁症的思维和知觉定向方面基本是正常的，在社会行为上有轻度或中度适应不良现象，并且具有求助意识，有的还具有强烈的主动求助意识。但与精神病患者完全失去理性的状态有根本的不同，精神病患者没有主动求助意识，有的不承认自己有心理问题。心理咨询工作者必须区别求助者是神经性抑郁还是精神性抑郁，求助者如果是精神性抑郁症患者，心理咨询工作者必须把其转介精神病院进行药物治疗。

第二节 抑郁症的情绪心理分析

一、复合情绪致病因素分析

在前面已经提出情绪的复合成分问题，抑郁症患者的复合情绪尤其凸显，在抑郁发生后，痛苦、悲伤、无助感、忧愁、孤独感等非常显著。

抑郁症的核心情绪是痛苦和忧伤。痛苦是能够长期存在的负性情绪；痛苦和忧伤的根本原因是"丢失"；任何引起严重

"失落感"的事件，都有可能导致痛苦和忧郁。失去亲人，失去已有的荣誉和尊严，失去他人和社会的承认，都是构成痛苦和忧郁的可能原因。由精神分析学派所提出的，儿童早期丢失、挫折感的再现是忧郁的潜在原因，已为大多数研究者所接受。精神分析学认为，早期挫折所产生的过分的依赖得不到满足，在以后的生活中遇到失去他人或外界支持就会陷入抑郁。

二、复合情绪转化与致病案例分析

情绪在一定的环境下只要有充足的条件是可以转化的，在我们的许多事件中可以找到情绪转化的现象。比如，乐极生悲；喜忧参半；爱有多深，恨就有多深；恨由爱生，爱得越深，恨就会越深；爱之深，恨之切；爱恨交加；哀其不幸，怒其不争；痛不欲生。

案例1

郭某，女，43岁，汉族，高中文化，无业，纯家庭主妇，偶尔打麻将，赌六合彩。生有两个小孩，一个是女儿，21岁，在读大学三年级；另一个是儿子，8岁，在读小学二年级。丈夫是公务员，经济小康，物质条件生活良好，有家庭轿车两辆，住房有两套，均为250平方米，还有商铺出租。但她近两年以来，度日如年，情绪非常容易激动，易怒，愤恨丈夫，与娘家兄弟之间具有敌意、仇视、不和，15年以来与娘家互不来往。失眠情况严重，每天只能睡2~3个小时，记忆力下降，常常怒砸家具；每天晚上，在自家的三楼晾衣服时候，就有想从三楼往下跳的自杀倾向，如果8岁的儿子在身边一起晾衣服，就有很想用晾衣架把儿子勒死或把自己勒死的倾向；饭量下降，头晕，肚子痛，乳房痛，经期异常，脸色发青、嘴唇泛白，全身疲惫无力，交流正常。

根据她本人和家人的阐述，其情绪突变的导火线：平时在家空闲时常常赌六合彩，共输了20多万元，共欠下赌债12万元，经多次赌六合彩欠下赌债后被丈夫发现，丈夫多次劝告她不要再赌六合彩，劝告无效后，丈夫结婚20年以来第一次动手打她，夫妻两人的矛盾从此开始激化。近三年以来，夫妻之间多次打架，夫妻关系彻底闹僵了，但她依然赌六合和欠赌债。丈夫一而再再而三地劝告她不要再赌六合彩，却依然无效，打架依然继续，于是丈夫不再回家。相互之间都提出离婚，但离婚没有成功，因为夫妻毕竟有20年的感情存在，还有两个小孩，就这样一拖再拖，进行拉锯战。郭某不知丈夫在外面找了一位情人，情人是有夫之妇。一天下午，在酒店门口偶然间发现丈夫与情人抱在一起，有说有笑，丈夫也承认抱在一起的是他的情人，那时，郭某突然间情绪失控，回家后夫妻再次打架、吵闹，夫妻感情也彻底破裂，郭某认为丈夫不是原来的丈夫，不再爱她，她开始感到孤独、害怕、压抑，自杀等负性情绪心理和行为出现。

根据案例1郭某的阐述，她与丈夫是高中的同班同学，出来做工后相知、相恋、相爱20年。郭某的娘家家境不好，从小没有父爱和母爱，父母一向不和，也是常常闹离婚。郭某的大哥53岁，未婚；二哥，45岁，吸毒、坐牢；郭某，从小与父母就没有交流，一直到现在，还是没有什么交流。结婚后，一直担心自己与父母的结果一样，因此，事件发生前，她很爱丈夫，她认为，丈夫是他唯一能够靠得住的人，20年以来丈夫对她也不错。现在发现丈夫在外面有情人，随即对丈夫充满厌恶感和敌意感、肮脏感、轻蔑感、恐惧感，自己被爱的感觉已经彻底破灭了，认为丈夫已经三年与自己再没有交流，她常常感到孤独、寂寞、悲伤，对丈夫充满厌恶，举目无亲，认为自己不再被爱，留在世上也是无用的、多余的，常常想以自杀来结束生命，她想：如果真的自杀死了，她也会想到小孩的命运与自己的命运一样，没有母爱和父爱。那时那刻她又控制住自己的自杀倾向和行为，但是，一想到丈夫外面找情人的事件，她就无法控制自己的情绪。只要丈夫一回到家，她的情绪立刻爆发，比如摔家具、动手打丈夫，丈夫不敢还手。因为郭某的丈夫也很怕失手打伤她，也很怕出事，他是公务员，一旦被上级知道他有情人此事，也就彻底完了。因此，郭某丈夫不再回家。这样变成恶性循环，夫妻之间敌意、仇视、相互抱怨的对峙关系继续僵持下去。

　　从案例1中可见，郭某的情绪是复合的成分，她的敌意在抑郁情绪中占较大的比重，她的敌意含有愤怒、厌恶和轻蔑三种情绪成分。根据她的阐述，她认为丈夫是不干净的、肮脏的，她的愤怒使其情绪指向外界（丈夫、她的小孩、娘家等），愤怒的情绪是产生攻击行为的激活器。但由于害怕愤怒和攻击行为加重"丢失"，会对"丢失"事件产生厌恶和轻蔑的情绪。对愤怒起抑制作用，厌恶引起脱离倾向，而轻蔑引起拒绝行为，因此，郭某拒绝与丈夫同房，当厌恶和轻蔑与愤怒同时发生时，对愤怒起抑制作用。愤怒和攻击对方转化为"伤害意向"而无实际的伤害行为。敌意使个体心存恶意，但又忍受着痛苦。

郭某的抑郁包含着愤怒与恐惧的结合。在"丢失情境"中，个体从爱到遭到他人（丈夫）的抛弃而产生愤怒，又由于怕失去对方（丈夫）而压抑愤怒的情绪，并归因于自己的无能而自责，这也导致愤怒内化，而转化为恐惧与焦虑。这时，郭某遭受威胁或预期危及自身安全，且感到无力应对。郭某的恐惧和焦虑成分在抑郁中起着退缩和回避的作用，从而削弱面对威胁和改善自身处境的勇气和力量。郭某没有勇气面对爱情和婚姻的力量，因此，抑郁、悲伤情绪就非常显著。

郭某的抑郁可能包含着悔恨和自罪感，她害怕失去亲人，因为她已经有失去父爱和母爱的经历，失去娘家兄弟之情，产生孤独感和期待能够得到别人（丈夫）对她的爱，如今又要面对自己的婚姻破灭，再次失去丈夫的爱，失去孩子的亲情感，牵萦在郭某内心的是对失去的亲人心存歉疚，甚至认为自己的过失是构成对方爱情、婚姻决裂的原因，于是加重了郭某失去亲人的悲观情绪而陷入深深的忧郁之中。

郭某，她的抑郁可能因失去自尊和自信而诱发羞愧感，她认为自己的丈夫被别的女人所占有，她的注意力顽固地指向自我，过度关注自我的爱已经失去，认为自己无能而无法面对现实。这种羞愧感使自尊和自信进一步滑坡，导致产生抑郁加重的恶性循环。

因此，郭某的所有这些负情绪由于互相影响而得到加强，每种负情绪成分固着于自我而无力挣脱，从而使患者陷入对丈夫或他人、对自己的态度产生过度疑虑。由于不能正确地认识和对待，就会产生社会行为的适应不良，最终集中在压抑、郁闷和回避倾向的自我束缚之中（Izard，1991）。

通过案例1，对郭某的抑郁情绪进行分析。她的抑郁产生多种情绪成分多与不同情境有关，她娘家的家境和现在的自己家庭环境，刺激性抑郁可含有较多愤怒成分存在；而反应性抑郁则可能含有较多的恐惧或内疚感，也可能含有较多的厌恶或轻蔑。这些不同的负情绪组合，可以说决定了忧郁的一个基本性质，那就是个体处在某种不适宜的情境下，可以长期地经受忧郁的痛苦，而且有可能在某种程度上向病态抑郁转化。一般来说，忧郁不会导致极端行为和人格解体，也不会导致发生思维的严重障碍。但严重的抑郁会致使整个人处于消沉、沮丧、失望、无助、愿望丧失、无所作为的状态之中，但是她具有强烈的求助感，希望心理咨询师能够帮助自己摆脱目前的困境，这种情况属于神经性的抑郁。如果抑郁导致其发生思维的严重障碍，就应该是精神性抑郁，则必须进行药物治疗，单用心理治疗难度较大。精神性抑郁，也可以先用药物治疗，但有个前提条件，患者与心理咨询师或心理治疗师能正常交流，才能做心理治疗，这样结合治疗，效果会好一些。如果患者与心理咨询师或心理治疗师不能正常对话，是无法进行心理咨询和心理治疗的。

三、抑郁情绪复合成分比例分析

根据伊扎德的分化情绪量表（DES）对抑郁个体的具体情绪进行分析（见表5-1）。下面是让被试者回忆抑郁事件发生所引起的情绪类别和程度表，主要目的是在了解临床被试者的情绪结构中，哪些具体情绪起作用，以及它们同情境因素的因果关系，以便分析抑郁产生的直接原因，情绪与认知的相互影响。按照这种办法进行具体情绪的结构分析能发现对被试者的忧郁状态和情绪的相互影响。

表 5-1 回忆忧郁情境的 DES 分析及两个治疗案例分析

情绪	平均分数 大学生 N=332	一个遭遇意外婚姻变故的家庭妇女（29 岁）	一个丧父和自觉适应不良的男大学生（20 岁）
痛苦	4.25	15	15
厌恶	3.14		13
轻蔑	2.86		10
愤怒	2.85	7	8
恐惧	2.80	7	14
疲劳	2.64	5	9
内疚	2.41	7	13
惊奇	2.23	7	
兴趣	2.20	5	
羞愧	2.05		11
快乐	1.14		

第一例为 332 名大学生的一般忧郁状态复合情绪成分：痛苦占第一位，敌意占第二位，恐惧第三位。第二例，除痛苦较强外，愤怒、惊惧、惊奇和歉疚感均较强。第三例比第二例更严重些，除痛苦外，愤怒和恐惧居其次，内疚和羞愧也起作用。(转引自孟昭兰，2005，pp.309—310)

四、认知的失衡和抑郁致病因素分析

认知理论认为，认知对情绪的核心思想是：认知是心境和行为的决定性因素。贝克（Beck）早就于 1967 年提出了一个复合认知模式来解释抑郁。他认为，在人的信息加工图式中，有一个由认知所决定的如何看待自己、看待别人和世界的复合

"图式"。人们经常按照这一图式去判断自身和周围的世界。这就是所谓沉浸在自我的世界之中,在认知的时候以自我感受为主,忽略了理性客观分析,这样形成的认知也是失衡的,当某个人从一个侧面把自己存在不适宜的、无价值的、有很多缺陷的时候,就会产生自责、失望和痛苦。这往往是通常情况下产生忧郁的原因。

因而,如果个人歪曲和偏颇地判断自己,或者自我体验的判断,个体的"图式"就会过度偏离事实和实际情况,把本来微不足道的小事视为自己失败和无能的预感或进行归因,从而产生自我低估和自我责备,这就是过度关注自我,形成沉浸自我情绪情感体验之中,完全忽视客观事物的变化,变得倾向非理性的情绪情感,阳光一面的客观世界已经逐渐被自我非理性的认知和情绪情感所掩盖,个体情绪处于阴暗的一面,其认知的阴阳是失衡的,情绪就逐渐向病态的抑郁发展。

如果个体的想象使其在预料自己的前途时充满无望和无能的预感,从而导致意愿和愿望丧失,最终进入绝望的情绪状态,认为自己活者或生存已经失去意义,进而引发自杀倾向或自杀行为。这样的认知图式一旦概念化,就会在思维中产生逻辑判断错误,形成对自己的反面观和消极性期望。这种认知图式是阴阳失衡的,其后果是产生无穷的痛苦并导致抑郁。

案例 1 中的张某的抑郁原因,很大一方面是来自认知的偏离:她认为身高阻碍了自己的人际交往,认为自己不应该来到这个世界上,自己的身高 1.75 米是一种缺陷,是没有价值的、多余的。因此,张某于是就产生自责、失望和痛苦。她把所有的小小失败、失误都归咎于自己的身高,从小学四年级开始就不愿意与同学交往，但她又很爱读书与不愿意去上学产生了认知矛盾冲突。她也很爱父母，但也恨父母，爱恨交加的复合情绪，她的痛苦由此就产生了。根据她个人的阐述，从小学四年级开始就过得很痛，在她的内心世界很寂寞、孤独，她也很想与同学交往，又害怕交往会使她产生更多的痛苦。她的痛苦导致发生抑郁，在胸脯间非常压抑（胸闷），有一股闷气堵在胸口，上不来也下不去，肚子也有一股闷气积压在里面，吃不下饭。这些认知的偏离是张某的抑郁产生的核心因素，其实这就是认知的阴阳失衡，也是产生自杀倾向和行为的核心因素。

　　从认知理论来分析，张某的身高是她认知的核心点，我们从武术阴阳平衡模式来分析，张某由于过度关注自己的身高，而忽视了客体和客观世界发生的变化，身高便成为她注意力高度集中的唯一点，主观和客观的注意力的集中点失去平衡。在大脑的表象内容和记忆内容方面同样失去平衡，这可以看成是认知失去平衡，其产生的情绪能量也失去平衡。因此，如果把她的情绪能量进行转化，第一点，就是纠正主观和客观的注意集中点，进行平衡处理；第二点，在主观和客观平衡的基础上，再进行情绪能量转化和平衡处理。这样对她的心理治疗才会有所帮助，单靠认知和药物治疗，她已经坚持了多年却没有效果，反而抑郁加重了，原因是她的认知偏离始终没有得到解决。她认知中的身高1.75米是难以改变的，身高是实际存在的而不可能改变身高的现实，只有通过自我认知的阴暗的一面向阳光的一面进行转化，即认知的阴阳进行平衡转化，抑郁致病的负性能量进行转化，达到认知阴阳平衡。2013年12月她来到"武术阴阳平衡模式心理疗法"研究中心求助，采用心理平衡模式来分析，坚持第一点和第二点进行治疗，张某才最终取得康复。

我们从贝克的认知图式逻辑错误类型来看，抑郁症患者的判断思维也是偏离的，其主要受到个体自卑的影响和制约，失去理性地辨别自我和客观情况，患者的判断思维是在失去自信的前提下进行，没有根据进行推断，因此，认知图式逻辑错误具有显著性体现：任意判断，选择性抽象，超概括化，判断操作过大扩大化，以下内容一一具体分析。

（1）任意判断。推断是无根据的，例如，"我真无能，我不敢与她们说话，我去办证件，到了办证大厅时已经下班了"，"我在交往的能力是很差的"，这是失去自信心理的反映。患者会常常自责，认为自己是多余的、什么都不会做，我活着有什么用，其实还没有赋予行动，就提前自我判断。

（2）选择性抽象。不是众多同类具体中抽出一般，而是选择一种可能性并做出一般的抽象。例如，"我走进办公室时，是不受欢迎的，他们俩谈话而没有看我一眼""我的脸上太难看"，这是自卑心理的反映。尤其在处理人际关系方面问题非常突出，过度敏感，"没有人来看我一眼"是患者自己想出来的，实际上是不知道如何在别人的交谈中主动加入其中的话题。因此，做出选择性抽象的错误逻辑思维方式处理人际关系。

（3）超概括化。只就一点做出不恰当的概括性结论。例如，"高考考试没有考好，失败了，是没有资格进名校大学学习的""我活着整天不知干什么"，这就是失去信念的反映。

（4）判断操作过大扩大化。推断过程中一步步地言过其实,从而导致夸大的结论。例如,"我因为考试不及格,所以就拿不到毕业证书,拿不到毕业证书,我就找不到工作,我真的对不起父母,我父母住院是因为常常不开心造成的",这便是内疚和自责的反映。

五、习得无助理论与心理失衡

我们每个人所处的环境不同,成长的个性也就有所不同,在同一家庭中成长,个性不同;在同种家庭环境下,个体对同样的家庭环境的心理反应结果也会不一样。下面的个案中就发现了这个问题。

案例 2

2015年1月,求助者,曾某,女,汉族,17岁,出生顺产,中专文化,衣装整洁,兄妹排行第三,上有两位姐姐,在企业上班。两年前,在广州某医院就医,根据医院诊断结果显示,抑郁症伴随焦虑,无器质问题,脑电图和心电图正常,心率正常,血液正常,经过两年的服药,病情反反复复。2014年11月,病情加重,医院给她加大药量,效果并没见好转,其认为自己没救了,已经去过著名医院,病情并没有好转,于是产生自杀倾向和行为。

根据她本人和家人的阐述,在两年前,她突然出冷汗,紧张,手脚冰凉,失眠,无缘无故地害怕,记忆力下降,饭量下降,胸闷,肚子不舒服且有痛感,经期不正常,头晕等状况,家里也没有发生重大事件,像平常一样生活,家庭和睦、温暖,经济一般,也没有与家人发生争执,只是偶尔与男友观点不和，对她的情绪没有影响，与家人交流正常，有心事也会与家人沟通，性格开朗。求助欲望很强，非常愿意做心理辅导、心理治疗。

2015年1月曾某来求助，根据抑郁自评量表（Self-Rating Depression Scale，SDS）和焦虑自评量表（Self-Raing Anxiety Scale，SAS）对其的测量结果显示：SAS测验标准分为75分，SDS测验标准分为68分，曾某具有严重的焦虑情绪，并伴随有抑郁情绪。

在心理辅导和心理治疗过程中发现，曾某平时比较在乎别人的评价，比较自尊、自责，内疚心理较重，非常关注自我，追求完美，做事认真。比如"我去广州中山医三院看病，对不起父母，都是我的错，我做得不好"等。由于曾某非常愿意接受心理辅导和心理治疗，在心理辅导和心理治疗过程中非常配合。如今她已经停止服药，到了第四个疗程，她已经康复。

曾某的病情加重，是因为她认为经过著名医院治疗两年多，病情反反复复，就认定自己没有救了，产生了自杀倾向和行为，这很有可能是习得性无助。

曾某自杀倾向和行为的产生，与她的两年药物治疗关系密切。第一，治疗环境关系，因为这所著名医院，无论医生还是医疗条件，在患者认为都是权威的。第二，药物治疗的效果关系，因为著名医院的药物是权威的，患者是没有质疑的，结果是效果不好，反而病情加重。因此，曾某产生挫败感。第三，医院医生给她用药量加大，服药后，记忆力下降更严重，生理不适加重，比如，头更晕，胸脯那一股闷气感觉更多（胸闷），负性情绪加重，绝望感加强。这些都是在著名医院药物治疗中产生的习得性无助感，从而引发抑郁、焦虑情绪加强。

所谓习得性无助（Learned helplessness），是指通过学习形成的一种对现实的无望和无可奈何的行为、心理状态。习得性无助也是指因为重复的失败或惩罚而造成的听任摆布的行为。

美国心理学家塞利格曼（Seligman，1975）提出了一个包括学习和认知理论的解释，并建立了一种很有影响力的"习得性无助"理论。

塞利格曼在1967年做过一项经典实验，他把狗关在笼子里，只要蜂音器一响，就给予其痛苦的电击，狗关在笼子里逃避不了电击，多次实验后，蜂音器一响，在给狗电击前，先把笼门打开，此时，狗不但不逃，反而不等电击出现就先倒在地上开始呻吟和颤抖，本来可以主动地逃避，却绝望地等待痛苦的来临，这就是习得性无助。

塞利格曼认为，抑郁是习得性无助的结果。当人认识到（习得）自己不能加以控制时，就产生一种无助感，从而被动地接受这一情境的压力而陷入抑郁。曾某就是属于这样的情况。曾某认为，在著名医院治疗两年多时间，病情不但没有好转，反而加重，所以绝望感和无助感加强了，就产生了抑郁。随着时间的拖延，曾某的习得性无助感也会加强，抑郁情绪随之增强。

塞利格曼的一系列实验证实了这样的假设：给实验动物（狗）施以不可避免的电击。由于电击是不可逃离的，狗就学会了一种"无适应反应"：被动地接受和经受着电击而无逃避反应。这种"无适应反应"即"习得性无助"。对尚未产生无助现象的动物施以电击，只要在它能跳过木棚栏时，就不发生无助反应和抑郁。

塞利格曼根据"习得性无助"的现象，提出一种"对立过程理论"来解释抑郁的发生：动物在受到不可控制的电击时，首先就会产生恐惧和焦虑。恐惧和焦虑可以解释为试图逃跑的反应。当逃跑不成功而电击持续发生时，无助感和抑郁即随之增长。先前发生的恐惧和焦虑被抑郁所取代，逃跑为"忍受"所取代。塞利格曼对这两种情绪的转化解释为对立过程的转化，即当有害刺激（电击）最终结束时，恐惧即得到释放，然而忧郁仍然存在。塞利格曼认为，习得性无助现象可用来解释人类的"反应性（嗜睡性）抑郁症"。

反应性抑郁症是很常见的。一般来说，如果我们人能够预料到对所处情境可能加以控制时，才会产生期望或期待。相反，如果当我们无法预料到所处情境，并且无法控制情境时，产生失望和沮丧的可能性就会很大。在武术阴阳平衡模式心理治疗许多临床个案的探索过程中，也注意到存在这种现象，求助者对当前所身处的情境的分析和预料具有认知过程参与，并且认为自己的糟糕情境无可避免和感到没有任何期望时，所产生的习得性无助感，于是导致了抑郁的产生。

塞利格曼的理论只适用于解释反应性抑郁。但是人们观察到还有一种刺激性抑郁。刺激性抑郁表现为抑郁产生之前存在一段人为了目标而产生强烈激动情绪的反应时期。克林格就此现象提出抑郁的刺激理论。这一理论认为，当人意识到其所争取实现的目标不可能实现的时候，就会产生一种"刺激性—

解脱循环过程"（incentive-disengagement cycle）。这个过程包括以下三个阶段：①个体强烈地把精神集中于达不到的目标或失去的对象上，并努力争取实现目标或得到失去的对象；②产生强烈的愤怒情绪和攻击行为；③如果前两个阶段未得到强化，个体就从刺激状态中脱离而导致抑郁。

第三节　遗传基因与情绪致病因素分析

一、基因与情绪心理问题分析

生理疾病有基因遗传，已经在医学界作了科学的定论，心理问题究竟是否也存在同样的问题，我们的心理研究工作者，也一直在探索。在前面提到生理机制对心理的制约和影响，心理活动或心理现象在神经系统的制约下进行，当然情绪心理问题同样受到大脑神经系统的制约，这种想象就叫作情绪心理的生理机制。因此，在心理辅导或心理治疗之前，求助者在阐述中，如果说通常头晕、肚子不舒服、肚胀、心脏不舒服，或胸脯间不舒服、记忆力下降，必须先做心电图、脑电图、胃部等检查，主要是检查心理问题是否受到器质性影响。另外，心理咨询师或心理治疗师还必须查清求助者是否存在心理遗传问题，这就涉及遗传基因与心理问题的关系，有的求助者的心理问题可能存在家族性和遗传性，问题会变得更为复杂，对心理咨询和治疗工作来说具有较大的难度。

自20世纪八九十年代以来，有许多生理心理学家已涉足基因与心理以及疾病之间联系的研究，有的研究设想基因变量是从情绪到疾病的直接通道。比如，基因可能对敌意攻击与动脉硬化的联系有作用，敌意本身是复合情绪心理。有的研究表明，动脉硬化是由动脉壁细胞损伤的移植和社会情境诱发状态下的敌意，其实是由这两个方面的因素共同促成的。这个假设虽然尚未得到广泛的论证和认可，但在很多心理治疗的临床个案中发现，来求助的抑郁症患者很可能就是因为遗传因素。这个间接的后果通道极大地增长了抑郁症患者心血管疾病和多种癌症的风险。并且，近年来的研究确定了基因变量时介入这种（吸烟与心脑血管疾病和多种癌症）联系的基础（Leaman et al.，1998）。它的机制：多巴胺（诱导愉快的神经化学物质）的某个受体基因（如 DRD4S 等基因）促使抑郁症倾向于去吸烟以控制负性情绪。这种基因与有效的多巴胺体的联系在脑海中的奖励中枢起作用，使抑郁症患者的负性情绪得到缓解。这样，抑郁个体的基因结构提供大量的受体通过吸烟去"缓解"抑郁心境。同时，基因被确定为有对多巴胺再吸收的效果。

在动物的进化中，情绪是有利于群体交流和规范社会行为的，是动物为了生存行为提供身体资源的基本神经生物系统。情绪在我们人类社会中同样具有这种功能，对我们进行人与人之间的交流和规范行为具有促进作用，并且在个体与自身内部的"沟通"中也具有非常重要的作用。情绪可以让人们了解自己身体的行为状态，比如准备攻击、行走、休息、性活动等状态，因此，我们认为个体在某种情绪状态下是可以预示疾病的后果。情绪的产生本身就是驱动能量，也可以称为情绪能量，并且具有驱动行为的发生、发展的能量作用，情绪系统能够在内部和外部意义事件的广泛范围内发生反应，抑郁症患者之所以具有自杀倾向或自杀行为，就是在绝望情绪能量驱动状态下产生动力，这种驱动力能量是负性情绪能量，正性情绪能量不足以与之产生平衡作用。如果正性情绪能量足以与之产生平衡作用，自杀倾向或自杀行为就会消失，这也是武术阴阳平衡模式心理疗法探索的核心问题。

情绪作为特定疾病的后果、认知活动、社会行为有效的反应指标，控制着人们的思想和活动，有助于减少疾病发生的概率；情绪与疾病之间，情绪对疾病具有预警作用，有助于避免被错误的希望所驱使和被误导。因此，情绪与疾病联系的双向影响，心理与生理的联结，可以让我们确认心理因素对机体的重要作用，从情绪模糊不清的作用中，开展对遍及世界的威胁生命疾病的发生、发展和后果的探索。抑郁情绪存在遗传基因方面也需要进一步探索，人格的遗传基因影响情绪的情况是存在的。

二、情绪是心理活动的组织者

当我们情绪激动的时刻，很可能会忘记一些当前的任务活动，忘记自己的社会职业身份，阻碍思维的分析能力；愤怒的情绪，可能会使我们失去理智，比如"怒不可遏"。这些与神经系统对信息的加工有关，但也有人遇事特别冷静，能够保持清晰的思维逻辑，理智战胜情绪，忙中不乱、紧中有序。因此，情绪与个体的个性有关，在许多研究中显示，个性与遗传基因有关，如果通过这个推理，基因遗传与情绪是有关联的。有的人遭受重大挫折之后，情绪就会变得更加稳定，理性战胜情绪；有的人面对挫折，情绪会变得不稳定，比如情绪波动大、焦虑、紧张、出汗等情形频频出现。由此可见，情绪是心理活动的组织者，受到个体的遗传基因影响较大。对我们心理工作者来说，做心理辅导过程中，这些因素是必须考虑的条件，情绪与认知是相互影响的问题，遗传基因很可能是情绪重要变化的生理机制，单从改变求助者的认知作为心理辅导是不够条件的，应该考虑通过后天的填补方式，改变求助者的思维方式，用理性的思维方式去补充冲动性、情绪化的遗传基因的不足。比如，让患者通过认知不带有感情色彩的风景、地段、地貌、科技、技巧的制作等进行填补，这可以让求助者得以保持安静状态，控制激动、愤怒等负性情绪。

情绪领域研究表明，情绪不仅对认知活动的作用起驱动作用，而且可以调节个体认知加工过程和行为，情绪甚至会影响知觉对信息的选择，监视信息的流动，促进或阻止工作记忆，干涉决策、推理和问题的解决。因此，情绪在驾驭行为和支配有机体环境方面进行协调，能够使有机体对环境信息进行最佳处理。同时，认知加工对信息的评价可通过神经激活诱导情绪。抑郁症患者，常常处于对别人的评价非常在意的状态，就是因神经激活而诱导了负性情绪的发生，这也是抑郁症患者在过分关注自我的评价状态下，诱发正负情绪失衡的重要因素。

20世纪80年代，情绪心理学家把情绪对其他心理过程的影响确定为"组织作用"（Sroufe, 1979），其含义包括组织的功能和破坏的功能。一般来说，正性情绪起协调、组织的作用，而负性情绪起破坏、瓦解或阻断的作用。过低或过高的唤醒水平都不如适中的唤醒水平能够实现最优的操作效果，但是叶克斯—道森曲线没有揭示不同情绪色调的操作效果有何不同（Welford，1974）。

詹姆士认为，那些所谓"粗糙的情绪"，而不是指那些像理智感、审美感的"精细的情绪"。那些粗糙的情绪对身体的"扰乱"提供了体验的色调，如果情绪没有这种体验效果，一切都将是苍白的。这种色调有着无数的种类和不同的强度，它们可以是良性的，也可以是恶性的。这种给体验赋予色调的观点，为情绪研究提供了广阔的天地。

詹姆士在情绪研究中还发现，达尔文关于躯体骨骼肌肉系统的活动对情绪发生所起的作用，并非只提到自主神经系统的内馈。詹姆士的理论模式，是把自主性内脏系统和躯体骨骼肌肉系统的反馈作用并列的。只是由于那时加上了兰格的观点，人们的注意力更加集中在自主神经系统的内脏反馈上，而忽视了达尔文的骨骼系统引起的表情活动在情绪发生中所起的作用，从而影响了后人重视自主神经系统在情绪研究中的倾向。

詹姆士的情绪理论在情绪的发生问题上提出了重要的假设线索。①情绪被视为可感受的意识体验，或者说，可内省的、主观的、在观念中发生的感受状态。②情绪过程包括下列顺序：对刺激事件的知觉和对自主神经系统变化的知觉。这个系统的活动包括在情绪过程之中。③包含着起因的含义。惧怕是因为逃跑引起的，或者惧怕引起的冲动使人逃跑。这个问题暗示了情绪体验和身体反应之间的相互作用。

三、情绪的驱动力和分化理论

1. 情绪的进化和分化

伊扎德认为,情绪的进化和分化与神经系统和脑的进化和分化、骨骼肌肉系统的进化和分化是平行的、同步的;情绪是新皮质进化和发展的产物。新皮质体积和功能的增长有以下三方面的变化。

(1)新皮质体积的增长标示着有机体各部位、器官和组织的分化,以及它们在功能上精细的分化,其中面部骨骼肌系统和血管系统在解剖上的分化,对情绪的发生至关重要。

(2)大脑两半球以及新皮质广大区域的形成和分化,标示着大脑高级感觉系统和运动系统的形成和分化、联系和分工以及大脑两半球之间的联系和分化的形成。

(3)情绪的分化包括,通过骨骼肌随意运动系统实现面部运动模式的分化;面部运动模式的分化;以及面部运动模式的皮层反馈机制和体验的产生。在此过程中,网状结构提供的神经激活为情绪提供能量(Lzard,1979)。

伊扎德认为,情绪在有机体的适应和生存中起着核心作用。每种具体的情绪都保证有机体对重要事件的发生敏感,情绪在意识中存在为对所发生的事件作反应提供准备。有机体在加工那些对他可能产生某种后果的信息时,促使机体释放能量,增加方向上,促使有机体提高行为的转换力。与此同时,导致做出决策和选择行为的认知能力也随之增加。这一过程突出地显示了情绪的驱动作用。从进化发展的观点来看,随着每种新的情绪的发生,具有新特质的动机品种和认知、行为倾都会随之增长。人类的基本情绪及相互联结和相互作用，为人类生存和适应的动机体验和行为的转变，提供了一个庞大的阵容。他的理论被称为"动机—分化"理论。

2. 情绪系统与内驱力

内驱力（drive）亦称驱力。指一种为了寻求保持机体的动态平衡或唤醒状态的内部力量。当机体缺乏一种基本的元素（如食物、空气、水），机体就会产生需要。在机体要做出反应时，驱力就被激活了。当得到了所缺乏的元素时，需要得到了满足，驱力相应地减弱。弗洛伊德认为，内驱力是一种天赋的力量，与本能相同，内驱力促使或阻止有机体的能量的释放。（转引 车文博，当代西方心理学新词典，吉林人民出版社，2001：238）

内驱力有的来自于情绪所产生能量，情绪的产生源于需要，我们的机体有各种需要，有的事合理的，有的事不合理的，因此情绪产生就变得复杂。基本情绪相互作用，情绪与内驱力的相互结合，情绪与认知，以及与认知结构等多种形式的结合，构成情绪系统。这些心理和生理的多因素间的动力结合介绍如下。

（1）某些情绪可排列为强度系统的等级。如兴趣、惊奇、恐惧这三种情绪的基本性质并不相同，但是在神经激活水平上，可排列为系统等级。比如，对羽毛球运动产生兴趣，就会驱动打羽毛球的动力出现，兴趣越大，动力也就随之越强。

（2）多数的情绪有明显的极性关系。例如快乐、悲伤、愤怒、恐惧、兴趣、厌恶、害羞、轻蔑等从性质上处于对立的两极性。这种对立的关系不是固定不变的,也不是非此即彼,而是有时甚至可以是相互结合的,如"高兴得流泪,欲哭无泪"。敌意与友好强度是两极性,"千里有缘来相会""君子报仇十年不晚",这些都是情绪情感与内驱力的体现,抑郁症患者的敌意和仇视都会存在一定强度的内驱力。

(3) 情绪之间可互相转化或互相叠加。例如,爱与恨的关系、喜欢与讨厌的关系、喜欢与害怕的关系,在对新异情景的探索中,情绪可以在兴趣与恐惧之间摆动,产生性质不同的趋向和回避行为的内驱力。又如愉快和兴趣的叠加,会导致互相加强和互相补充,从而维持最佳的认知背景。

(4) 情绪的自由度。情绪表现是可以无限多样、灵活多变的方式发生,比如走路无力、全身疲惫、语速变慢等表达方式。情绪的表现在不同的季节和时段也是有所不同的,比如秋季和春季,早上和晚上,中午和夜间,情绪强度上和密度上(单位时间的强度水平)也是不同的,以及表现在发生的对象上和目的的方向上内驱力也是不同的。

(5) 情绪的局限性。情绪也被许多因素所限制。生物节律性活动对它有一定的约束力,由于个体差异以及生理状况不同,情绪受到个体神经激活水平的限制。个人经验、记忆储存、认知加工的方式,也在一定程度上制约着情绪。在社会交往中,情绪受对方投入的情绪性质和程度的限制,也受言语交际的社会规范的制约,因此,抑郁症患者在忧郁情绪状态下制约了社交行为的内驱力。

第四节 情绪与抑郁的记忆关系分析

情绪与记忆关系的研究近几年较多，这些研究显示，情绪与记忆存在密切的相关关系，正性情绪可以促进或增强记忆；负性情绪则会阻碍或影响记忆，但对负性事件的记忆有加强作用。抑郁症患者，负性情绪的出现时间比正性情绪要长，因此抑郁情绪的负性事件记忆变得更加清晰，加强了负性情绪的驱动能量。如何消除抑郁症患者的负性事件记忆，不是一蹴而就的工作。因此，对抑郁症患者进行心理辅导或心理治疗的工作难度就会加大；单靠药物治疗难度就更大，一旦求助者停止服药，患者的负性情绪就会重新启动，在患者的大脑中又重新进行加工负性事件信息内容，进而使负性情绪进一步得到加强。这样，负性情绪变得反反复复，在临床心理学界，抑郁症被称之为"心理癌症"是有所依据的，主要因素是情绪与记忆关系问题难以得到解决。我们正常人对负性事件内容记忆也是一样的，不可能完全消除。因为，负性事件内容记忆很容易转到长时记忆，永久地深藏在记忆的大脑中。比如，第一次失恋、第一次高考失败、被强奸等都是难以摆脱负性事件的记忆内容。这些事件可以产生巨大的负性情绪驱动力。

一、影响记忆准确性的条件

影响记忆的因素比较复杂，使得人们能够记住一些事情需要具备以下几个条件：①发生的事件必须是突出的，发生时有强烈情绪伴随着的；②生活中关键时刻的关键事件，如转折点、某阶段的开始或在以后的生活中起工具性作用的；③事件是独特的，不会与其后发生的类似事件相混淆（Linton，1982）。也就是说，事件的情绪性、关键性和独特性，可能是导致脑内加工、储存和回忆再构建的原因。

二、正负情绪与记忆关系分析

正负情绪与记忆影响的研究显示，一项记录个体生活中每次发生意外的研究中，记录事件本身（What）、涉及的人（Who）、发生的时间（When）、发生地点（Where）以及关键细节。对发生频度（frequency）、情绪涉及（emotional involvement）和愉快程度（pleasantness）作三级计分，研究完整的记录共进行了4年以后每年进行一次回忆。5年后，被试者的回忆保存了20%；涉及情绪的事件比未涉及情绪的事件记得要好；愉快事件比不愉快事件记得要好（Waganaar，1996）。艾森（Isen，1990）认为，这是由于人倾向于保持正性情绪而忘掉负性情绪，从而同正性情绪相联系的信息储存得到再编码的机会多于与负性情绪相联系的信息提取。而且，对于正、负性情绪的认知结构可能有所不同：在认知系统中，正性情绪材料比负性情绪材料有更多的机会进行精细的加工，而负性情绪缺乏"修补负性心境"的结构。

从这些研究中可以得出这样的结论：正性情绪产生的驱动能量可以填补负性情绪产生的驱动能量，致使负性情绪产生的记忆渐渐地被正性情绪产生的驱动记忆所掩盖、稀释，有利于抑郁症患者的心理治疗。

自20世纪70年代以来，许多心理学家开始就具体情绪对认知过程的影响进行实验研究。鲍维尔（Bower，1981）在心境对记忆的影响的实验中得到这样的结果：成人被试者在愉快情境下记忆的单词，以后在回忆那些单词的量比在悲伤时的回忆量要大；而在悲伤情绪下记忆的单词，在悲伤中的回忆量比在愉快时的回忆量要大。另一项实验结果表明，成人被试者对童年事件的回忆，处于愉快情绪中的被试者，回忆曾经引起愉快的事件的数量，比回忆引起痛苦事件的数量要多；而处于痛苦情绪中的被试者，回忆引起痛苦事件的数量就多一些。这些实验初步说明了情绪会干扰个体的记忆和回忆。

三、情绪对记忆内容引起的失衡现象

记忆是过去经历过或感受过的事物的反应，是人脑积累知识经验的一种功能。从内容上区分，可以把记忆分为形象记忆、情景记忆、语义记忆和运动记忆。语义记忆也称为"词义记忆"或"逻辑记忆"，从记忆与其他心理功能的关系来看，与理智相联系的是理解记忆，与意义相联系的是机械记忆，与情感相联系的是情绪记忆。情绪记忆是以体验过的情绪或是情感为内容的记忆。当某种情境或事件引起个体较强的情绪、情感体验时，对情境、事件的感知以及由此引发的情绪、情感结合在一起，可以储存在人的大脑中。一旦相关的表象重新浮现，相应的情绪、情感就会出现。一般来说，大多数人会存在情绪记忆，而情绪记忆在艺术创作中的作用显得尤为重要。

抑郁症患者的记忆内容常常以负性情绪记忆的内容占大部

分，容易导致自我内部刺激反应的时间比较长。如果是负性事件，产生的自我内部刺激反应时间会更长，负性情绪强度会更大。因此，抑郁症患者的负性情绪在短时间内是难以消除的，记忆的内容正负性也是失衡的。

第五节 情绪调节的神经机制

一、情绪调节的外周神经机制

情绪与神经系统具有密切联系，情绪的驱动会受到神经系统的制约。比如，自主神经系统（ANS）调节着机体的体内平衡。早期的情绪生理研究，试图通过对自主神经系统的测量识别与基本情绪相关的特定生理变化，这些研究通过测量心率、皮肤导电性（或电阻、电位）、皮肤温度、血压和呼吸，记录了心脏和血管系统方面的变化。

近年来，关于情绪调节的外周神经机制有关学者提出了重要的指标，即迷走神经张力，指出交感神经（SNS）和副交感神经（PNS）支配人体大多数的内部器官和躯体系统，它们是指通常拮抗的激活目标器官的到达效果。例如，心脏活动模式主要是由加速 SNS 激活和减速 PNS 激活的动态相互作用共同决定。减速副交感成分由迷走神经或第十对脑神经提供。

心脏迷走神经张力（cardiac vagal tone）表示副交感神经系统通过迷走神经在心率的节律振动上产生相对的时间序列的影响，通过测量呼吸性窦性心律不齐（RSA）而得到评价。

RSA 被认为反映了迷走神经对心率产生的影响。

波杰斯等继承了达尔文对迷走神经在大脑和心脏之间的双边交流的重要性的理论研究。波杰斯认为，迷走神经在自我调节过程中具有重要作用，因为，迷走神经是联系中枢结构和外周器官的动态以及互动关系的机制，阐述了特定的生理系统在控制情绪和调整情绪中发挥的作用，也阐述了副交感神经系统在组织行为中所起的的作用，认为副交感神经系统（尤其是迷走神经）是情绪调节的关键（Porges，1996）。

二、情绪调节的中枢神经机制

自 20 世纪 80 年代以来，许多研究表明，情绪是由大脑中的回路所控制的，这个回路是由前额皮成（PFC）、杏仁核、海马、前部扣带回（ACC）、腹侧纹状体（ventromedial striatum）等脑区所构成。它们整合加工情绪信息，并产生情绪体验和行为的驱动力。

情绪调节的神经机制，实际上是涉及情绪发生和情绪发展过程的整个机构。情绪的发生和意识的高级情感是以杏仁核为中心的大脑核心环路与前额叶皮层之间复杂联系所形成的结果。情绪调节主要是通过个体的主观评价和意识过程来进行的，主观评价对于心理工作者来说应该如何合理运用呢？一般来说，我们每个人的感官对同样的事件、事物的刺激做出的反应是各不相同的，因此，对于来访者对事件的反应，心理工作者在心理辅导过程中不能主观地评判是否正确，否则就犯了主观主义的错误，应该帮助来访者从客观方面分析事件。因此，情绪调节的复杂性，是由大脑核心边缘结构与额叶新皮层的神经通路极为复杂作用的来决定的,心理工作者应当尊重来访者对事件的刺激所产生的反复情绪,并对这些情绪加以客观分析,进而判断其是属于过敏性反应,还是应急性反应,心理工作者应该做出科学的、客观的、中立性的判断以指导来访者,进而提高来访者的理性分析能力。

许多心理学家在采用动物损伤研究和人类临床神经心理学、心理生理学、功能脑成像研究的各种证据基础上提出,眶额皮层及其相联系的结构(包括其他前额区域、前扣带回、杏仁核)是组成情绪调节内在回路的核心元素(David-son, et al., 2000)。

这些结构的每一种成分都在情绪调节的不同方面起作用,这些区域的某个部位不正常或者它们之间的相互联系不正常时,情绪调节就很可能会失败,增加冲动性攻击的概率和暴力倾向。增加面部恐惧表情的强度与杏仁核的激活程度有关,相比之下,增加面部愤怒表情强度与眶额皮层(OFC)和前扣带回(ACC)激活的增加有关,诱发愤怒的神经成像愤怒强度的表达,通常是自动的调节反应状态下形成的结果。冲动型、感情性攻击很可能是由情绪调节失败造成的,因此,抑郁症患者产生自杀倾向或自杀行为,就是因为情绪调节失败,没有找到自我调节的方式,正性与负性的情绪水平是不平衡的。

杏仁核在冲动性攻击中的作用是非常复杂的。杏仁核太多或是太少激活,都有可能分别引起过度的消极感情或对调节情绪的社会线索的敏感度降低。左侧前额激活的参加者能够更好地自动压抑消极感情,压抑消极情绪的努力可能与中央前额皮层和杏仁核间交互作用有关,笔者还发现,压抑消极情绪的能力与提高消极情绪的能力呈负相关关系。

格鲁斯等用 fMRI 研究表明，再评价会降低对厌恶场景的消极感情体验。对厌恶场景的再评价可以激活侧面和中央前额区，而杏仁核与中央眶额皮层的激活性降低。这些研究结果表明，前额皮层参与调节各种情绪加工系统中的再评价策略。调节情绪能力的个体差异是客观的、可测量的；前额激活模式的个体差异反映情绪调节方面的差异，而前额激活的个体差异在情绪调节中可能起重要作用。

三、情绪与决策关系分析

在某种的状态下的情绪，对个体的决策起着干扰或影响的作用，因为情绪对认知加工的组织是相互作用的。已有不少实验研究证明，各种正性、负性情绪对认知有着不同的影响（Isen，1992；Meng，1989）。近年来人们对负性情绪的干扰、破坏作用的探讨较多，通过了解正性情绪与认知的关系，发现中等强度的情绪状态对心境、思维的组织起着重要作用，相关内容具体介绍如下。

1. 正性情绪强度与认知加工关系

正性材料的记忆线索使得对它的加工更为容易，脑内的材料在正性情绪状态下更容易被加工，证明了正性感情色调基本上涉及人认知及组织的全过程。正性情绪有助于人们应对麻烦事，能够减少对抗事件的发生。Isen（2000）研究发现，中等强度正性感情状态对思维和决策的充分影响，有助于改善思维和决策的质量。在情绪影响思维的那一瞬间，人们在日常生活中难以注意到，所以人们并不会对它们施加什么影响。平常我们对中等强烈的正性感情状态本身也很少关注,只有在情绪比较强烈的状态下才会注意到它对个体行为所产生的影响。比如,当我们处于胜利在握的开心状态下举杯歌唱,这是"开心"促成"举杯歌唱"的影响。在人们得意忘形的时候,很可能就会忽略自己的形态,而这时它的作用常常是干扰性或破坏性的。为此,正性情绪或中性情绪对抑郁症患者负性情绪的掩盖、稀释、修复或填补具有促进作用,可以为对我们的心理辅导和心理治疗提供理论依据。

2. 正性情绪强度与问题解决的灵活性

在艾森(Isen,1992,1993)的实验室研究中,采用了诱发被试者处于中等程度正性感受状态下进行研究。比如,观看轻喜剧影片 5 分钟或得到一小袋糖果来做实验,用来与控制组进行对比,操作任务是对物品或字词进行归类。实验结果发现,引发中度正性感受状态下的被试组比控制组的归类操作更顺利、更灵活。对物品或字词差别挑选操作的结果也是如此。这些实验可以证明,正性感情有利于促进思维的灵活性。心情感到愉快的人比一般感受状态的人更能够对刺激做出概念上的联想,发现差异和复杂关系。这种简单的判断、分类、归类的操作比中性情绪的人更为顺利,这因为处在愉快状态下的思维能够得到更多的信息,能够进行更多的联想,可以更好地去感知觉相似性或差别。

有的研究还发现,情绪感受的性质与操作任务的性质也有密切联系。在字词价值水平的评估归类测验中,情绪状态对评估归类也有不同的影响。正性情绪的感受状态组与控制组相比,更倾向于把较少联系的字词进行评估,并列入较好的例子进行归类，如把"男服务员"归入"有教养人员"一类，即把"男服务员"作为较好的例子来归类，而不把"天才"归入"不稳定人员"一类。研究结果显示，正性情绪感受状态下的人对记忆中的正性材料更现成地进行更广泛的联系，把相对中性的字词"男服务员"看为更加正性，但并不把"天才"归入高负性类别的"不稳定人员"中。可以表明，情绪性质对材料性质的加工是重要的（Isen，1985）。然而，对于负性材料，如果负性情绪的程度很强，正性感情状态的被试者则不倾向于处理这些词，很明显，他们试图维持这种正性状态。但是，如果材料的负性程度很高，引发的正性情绪状态也可能发生逆转。因此，结果如何取决于材料的负性程度和操作的意义。

对负性刺激的实验中，被试者需要更加集中于毫无意义或困难的情景。正性感情状态被试者比控制组更多地思考和处理这一情景，以便从这种失落或困难中保护自己。这个结果与正性感情状态，导致促进去应对负性或紧张情景，以及降低防御性的结果一致。（Nugren et al.，1996；Aspinwell，1997；Trope，1998）

动机是在输入的信息与原来的预期不一致时发生的（Dember，1957），这一思想接近感情概念。唤醒理论家认为，所有动机的产生都有生理基础，并通过情绪性刺激与脑的激活相联系而被激起。当刺激线索与原有状态之间只存在微小的不协调时，就会产生重新整合而导致正性情绪并引起趋近行为；当刺激线索与原有状态之间存在重大的不一致时，就会重新整合导致负性情绪并引起回避行为。

第六章 抑郁症患者的情绪失去平衡案例分析

第一节 个案的情绪体现特征分析

心理工作者在心理辅导或心理咨询过程中会发现，抑郁症患者自我报告中其情绪不稳定是最为显著的，我们通常以抑郁症患者的情绪波动强度大小作为主要依据来诊断病情。因此，情绪波动就成为抑郁症患者的核心问题，这也是心理工作者必须处理的难点问题。目前，无论医院还是心理治疗机构，均普遍采用的认知疗法、药物疗法、电击疗法等模式，但是效果不是很理想。抑郁症患者对事件的认知改变难度很大，与其个性也有很大的关系，改变其个性更难。如果心理工作者把抑郁症患者失去平衡方面作为心理治疗的切入点，为抑郁症患者提供达到情绪平衡的具体操作方法，可能会让那些患者比较容易接受。下面就情绪失去平衡的原因进行相关分析。

一、情绪的负性大于正性特征

在临床上发现，抑郁症患者的关注自我体验过多（阴），主观以外的客观事物关注（阳）过少，阴大于阳。抑郁症患者特别在意别人的评价是否针对自己，自尊心过度自我强调。比如下面常见心理：

别人说的话是针对我的；

他（她）们故意大声说话让我难受；

领导说我做的工作不是很好，我一个晚上都睡不着；

我非常在意她们说我身材太高（矮、胖、瘦）。

抑郁症患者非常在意这些评价性语言，进而会引发内省的负性记忆，时刻关注自己的感受和体验。因此，内省的负性记忆大于外显记忆、负性情绪大于正性情绪。在个案心理辅导过程中发现，采用武术阴阳平衡模式心理疗法效果比较理想，一般要求患者从治疗室开始就控制阴阳平衡，把自我体验（主体）或关注自身的因素转移到关注客观世界（客体）上，比如治疗室布局合理美观，到窗外环境中关注审美元素，与患者一起分享审美元素，这样使负性情绪与正性情绪逐渐平衡，就可以达到控制平衡的效果。

二、情绪平衡分析

抑郁症患者的主要特征是一种复杂的复合负性情绪，自我认知不平衡，过度关注自我体验，甚至潜意识地无法自控幻觉出现。幻觉与想象和无意识都有关系，弗洛伊德认为，有意识与无意识是可以相互转化的，情绪的产生源于需要，而且情绪与认知水平相关，因此情绪变得较为复杂。在临床个案的心理辅导过程中笔者发现，患者在情绪不平衡、出现负性情绪大于正性情绪时，内心就会非常痛苦，自己无法摆脱，也无法自控，临床心理治疗师大部分都是采用药物来控制患者的情绪。但是，药物一停，患者又会重新出现情绪不平衡。这样反反复复，极可能导致抑郁症患者病情加重，甚至使其最后上演自杀的悲剧。

在治疗抑郁症患者时，能使其情绪平衡的治疗模式，也就是预防或减少负性情绪出现、增强正性情绪的治疗模式，就称之为"阴阳平衡模式心理治疗"。这模式源于中华传统武术的启发，原理在前面已经作了介绍。抑郁症患者由于过度集中关注自身过去的负性事件，致使患者胸闷、肚胀、头晕，这是需要帮助患者解决的问题，在临床心理治疗上来说也是一个难点，要瞬间把它解决就难上加难。在训练武术过程非常讲究意念的集中性、排除杂念，在临床心理治疗过程中最需要的就是借助这种排除杂念使患者达到心理平衡的状态。

第二节 情绪转化操作的个案咨询手记

在心理治疗过程对患者必须有一个要求，遵从心理治疗师的治疗程序，必须把主观（主体）与客观（客体）的关注分离出来，患者学会审美客观事物和关注客观事物，指导患者关注原来没有关注的客观事物，如科学、军事、民族、风景变化等事物，下面是手记案例。

一、案例

案例1

2008年初夏，我正在咨询室忙着整理资料，一位女生敲门进来，愁脸无神的第一句话就是：老师，我有心理疾病。我抬头看去，一个面容憔悴、神情黯淡、无精打采的女孩站在我的面前。我注意到了她，她想勉强挤出一丝笑容，但没有成功，忧郁的神色更明显了，我赶紧请她就座。

来访者直言自己有心理疾病，确实让我吃惊不小。心下揣测：她是用错了词，还是久病成医，对专业术语可以随口即来？

坐下后，我让她填写个人信息，她的咨询登记表显示：罗某，22岁，系某校2008级商务英语专业的学生。

开门见山，她向我说起了自己的故事。

我的家庭

我的家庭比较复杂，爸爸是做生意的，生意场上还算顺风顺水，婚姻却波折不断。爸爸与前妻离异后又与我妈妈结婚，妈妈是典型的家庭主妇，大事管不了，小事很啰唆。我有两个哥哥，大哥是我大妈（爸爸的前妻）生的，二哥是我妈妈生的。我大哥很不听话，经常在外面惹是生非，打架、偷东西，和社会上的小混混在一起，还有吸毒的历史，没钱了或是外面闯祸了，就找老爸拿钱，现在爸妈基本不管他了。我二哥还不错，跟着爸爸做生意。妈妈身体不太好，检查说是得了心脏病，常为大哥的事情担惊受怕，身体更不好了。也因为大哥的事，父母之间经常发生矛盾，甚至大吵大闹；我夹在中间，小心翼翼，左右为难，不知该安慰爸爸还是安慰妈妈。我家经济上还算不错，但家庭关系复杂。偶尔，我甚至幻想宁愿生活清贫一点，只要一家人康康、和和睦睦的就好了。当然，这是不可能的。

"不好意思,扯远了。唉,说说我的毛病吧!"罗某幽幽地叹了口气。

六年来的求医路

六年前,罗某被诊断为神经性抑郁症,先后在惠州、广州、深圳等多家精神病院看病。吃了数不清的抗抑郁药,花了数以万计的钱,求神拜佛,驱魔捉鬼,各种方法都试过了,还是没见什么效果。现在,见到药都害怕了。"老师,你这里也要开药吗?"她诚惶诚恐的样子真令人揪心。"放心,我这里不开药的。"她像被特赦般吐出一口气,说道:"那就好。"接着,收敛起刚刚放松的神情,悲戚地望向我:"老师,我还有救吗?"我安慰她:"只要勇敢面对问题,积极配合咨询,一定会好的。"她稍稍放心了一些,然后,对自己得病的来龙去脉做了详细介绍。

那场该死的"非典"

初一,我离开家乡到惠州小金口一所有名的中学读书,我是凭借自己的实力考过去的。刚开始的时候很不习惯,乡音不同,又没有熟识的同学、朋友,但很快,我就适应了。我个性生来就很好强,同时担心成绩不好被本地同学瞧不起,所以加倍努力读书。功夫不负有心人,我从期中考试的班级前十名上升到期末考试的班级第三名。虽然学习的压力很大,但能获得这么优异的成绩,我觉得一切都值得。

我设想着如果一直保持这种状态,我考上重点高中不成问题,然而,突如其来的变故,让我的学习成长轨迹变得跌宕曲折,前路未卜。

那是2003年的端午节,我回了趟老家。三天后,当我兴致勃勃返回学校的时候，被校门口的两个保安猛然拦住，他们不许我进学校，并强行将我带到了另一处地方隔离。我很惶恐，不知道发生了什么事。等到爸妈得知消息，追问学校原因，校方才说因为"非典"，离校之后再回校的学生、教职员工都必须隔离，但一切都知道得太晚了。我很受伤，每天都在煎熬着，担惊受怕。不能回校上课，不知课程内容讲到哪里了，担心学习跟不上、成绩落下来；又感觉没面子，见到同学和老师，自尊心严重受损，好像自己犯了法，被拘留了起来似的。

再次回到学校后，我的内心发生了巨大的变化。我开始怀疑学校的老师、同学说我坏话；担心家里会发生不好的事情；如果天气不好，特别是阴雨天，我的心情会更糟糕，变得抑郁寡欢、多愁善感。伴随而来的更严重的问题是，我上课总是走神，注意力无法集中，整天就这样昏昏沉沉、疑神疑鬼。

爸妈知道我的情况后，赶紧送我到惠州一家医院看病。

自此，我的学业可谓跟跟跄跄、东倒西歪。

自从看病后，我就坚决不回原来的初中读书了。爸妈只好帮我转往河源一所中学读书，不过，好景不长，由于情绪恶劣，注意力涣散，学习起来特别辛苦，简直度日如年，我只好休学。

高一第二学期，我强打精神回校读书，可惜不到一周，痛苦的感觉再一次彻底击垮了我原本就十分脆弱的意志。实在待不下去了，于是我骗学校说家里有事，要请假回去。其实，我并没有回家，而是去我东莞的一位亲戚家。那时，我对学习、生活全然失去了兴趣，又怕家人担心而不敢回家，只好投奔东莞的表姐。不过，坐车到惠州后，我就迷失方向了。在惠州的马路上游荡的时候，我满脑子想的尽是自杀。后来，爸爸妈妈找到了我，将我送进广州一家精神病专科医院。不得已，我又一次休学了。

随着病情的反反复复，我的学业也起起落落。可能是命运的眷顾，最终，我总算考上了这所学校，虽然没考上名牌大学，但总归是一个大学生了。

罗某长舒一口气："这些事，我从未告诉过任何人，现在把它说出来，感觉好受些了。"

我对她说："你背负着身心疾病和学业的双重压力，没有及时调节释放，当然要感觉沉重不堪了。如果你懂得向家人、朋友倾诉，把心事说出来，获得他们的理解和支持，你就会感觉放松一些，不良情绪也能得到舒缓。"

我建议罗某在日后的学习、生活中，学会敞开心扉，学会向家人朋友求助。

咨询结束了，送走罗某后，我坐下来好好地整理了一下案例情况。

我想起她说的医生的诊断——神经性抑郁症，一般认为，神经性抑郁症患者的典型表现是情绪低落、消极悲观。如果从我所一直推崇的阴阳心理平衡的观点来看，罗某的正负心理和生理体能均可能失调。在儿童早期，罗某所处的家庭环境中家庭成员间的关系复杂，可能使她童年时代的安全感就无法得到满足。初中转学这一生活刺激事件以及"非典"期间被隔离的创伤经历，由此带来的学业失利，一连串挫折的出现应该是导致罗某紧张、恐惧、情绪低落并最终罹患神经性抑郁症的重要原因。她认为自己无能且无法面对现实,从而逐渐失去了自信和自尊。所有这些负性情绪相互影响,难以切断,最终潜意识无法用意识去控制,负性情绪占据主导地位,正性情绪处于抑制状态,正负心理失衡。

一直以来,我对武术阴阳平衡运动颇感兴趣,对武术精神也有较深的领悟。武术,融合了身体运动和意志的磨炼,它可以调节阴阳平衡,统一内外,达到心身灵一体、正负体验动态平衡的目的。我决定打破常规,不单纯依赖心理咨询技术,而是大胆尝试我自创的一套武术动作——我把它叫作武术阴阳平衡心理训练模式,结合认知行为训练,来更快、更好地帮助罗某走出抑郁症的雾霾。

下面,我将详细介绍武术阴阳平衡心理训练模式的基本套路:

武术阴阳平衡心理训练模式心理训练,可以分为三阶段。下面,我将分阶段解析各武术动作要领,在罗某的心理干预过程中,我也是遵循这样的训练步骤,循序渐进地推进的。

二、武术阴阳平衡心理训练模式

(一) 武术阴阳平衡心理训练模式阶段一

1. 俯卧撑训练

以当事人能做多少为限。

2. 腰部放松运动

腰是贯通上下肢体的枢纽。俗话说:"练拳不练腰,终究艺不高。"在手、眼、身法、步四个要素中,腰是反映身法技巧的关键,是达到整个阴阳平衡的关键部位。涮腰:两脚开立，略宽于肩，两臂自然下垂。以髋关节为轴，上体前俯，两臂随之向左前下方伸出。然后向前、向右、向后、向左翻转绕环。动作要领：尽量增大绕环幅度。

3. 仰首吐气放松运动

两脚自然站立，与肩同宽，两手自然下垂，自然向下弯腰，两手交叉向左右自然摆动三次，直身两脚自然站立，与肩同宽，两手交叉向上方，手指伸开，仰头，吐气三次。

4. 嗨气冲拳运动

两脚自然开立，与肩同宽，转腰，左手、右手冲拳。

5. 肩部训练

肩部训练主要是增进肩带的柔软性，加大肩关节的活动范围，发展臂力，提高上肢运动的敏捷性、松长、转环等能力，达到两肩阴阳平衡。

（1）压肩训练

两脚左右分开，距离一大步，两手抓握肋木，上体前俯（挺胸、塌腰收髋）并做下振压肩动作。

（2）单臂绕环训练

左弓步部站立，左手按于左膝上，右手臂垂于体侧。动作时，右臂向上、向后、向前绕环。右臂向后、向上、向前绕环，为前绕环。左右臂交替进行。做左臂绕环时，换右弓步站立。动作要领：臂伸直，肩放松，画立圆，逐渐加速。

（3）双臂左右绕环

左右两臂同时向右、向上、向左、向下画立圆绕环，或同时向左、向上、向右、向下画立圆绕环。

6. 腿部平衡训练——压腿

压腿主要是拉长腿部的肌肉和韧带，加大髋关节的活动，达到调节阴阳平衡的目的。

（1）正压腿

面对肋木站立，左脚跟搁在肋木上，脚尖勾起，两手按摩膝上。两脚伸直、立腰、收髋，上体前屈，并向前、向下做压振动作。动作要领：第一，直体向前、向下压振。第二，逐渐加大振幅，逐渐提高腿的高度。第三，先以前额触及脚尖、鼻尖触及脚尖，然后到下巴触及脚尖。

（2）侧压腿

侧对肋木站立，左脚跟搁在上，脚尖勾起，右臂上举，左掌附于右胸前。两脚伸直、立腰、开髋，上体向左侧压振。动作要领：第一，直体向前向下压振。第二，逐渐加大振幅。第三，逐步使上体侧卧在被压的大腿上。

（3）后压腿

背对肋木站立，两手叉腰或扶一定高度的物体。右腿支撑，左脚尖搁在肋木上，脚面绷直，上体后屈并做压振动作，左右交替进行。动作要领：两脚挺膝，全脚着地，脚趾抓地，挺胸、展髋、腰后弯。

（4）仆步压腿

两脚左右开立，又叫屈膝全蹲，全脚着地，左腿挺膝伸直，脚尖往里扣，然后两手分别抓握两脚外侧，成左仆步。接着右脚蹬地伸膝，重心左移，左腿弯屈，转成右仆步。左右仆步交替进行。动作要领：挺胸、塌腰，动作不可过速，要沉髋，使臀部尽量贴住地面。

7. 劈腿训练

劈腿训练主要是加大髋关节的活动幅度，增进腿部的柔韧性。劈腿练习可以结合压腿进行，以达到腿部、站立、走路时的阴阳平衡。

（1）竖立

两手左右扶地或两臂侧平举，两腿前后成直线。左腿后侧着地，脚尖勾起，右腿的内侧背着地。动作要领：挺胸、立腰、沉髋、挺膝。

（2）踢腿

锻炼腿部的柔韧性、灵敏性和控制腿部的能力，踢腿的形式，能较集中反映出腿部训练的阴阳平衡水平。

①直摆踢腿法

正踢腿。两脚并立，握拳侧平举。动作时，左腿向前上半步，左腿勾紧脚尖向前额处猛踢，两眼向前平视，左右交替进行。动作要领：挺胸、立腰、勾起绷落或勾起勾落，收髋猛收腹，过腰后加速，要有寸劲（爆发力）。

斜踢腿。预备姿势与正踢腿相同。动作时，右腿向前半步，右腿支撑，左脚勾紧，脚尖向异侧耳际猛踢。两眼向前平视。动作要领：挺胸、立腰、勾起绷落或勾起勾落。收髋猛收腹，过腰后加速，要有寸劲。

侧踢腿。预备姿势与正踢腿相同。动作时，右腿向前半步，脚尖外展，左脚脚尖稍提起，身体略向右转，左臂前伸，右臂后举。随即，左脚脚尖勾紧，向上方侧踢，同时，右臂屈肘上举掌，左臂屈肘立掌于右肩前或垂于裆前。眼向前平视。踢左腿微侧踢，踢右腿为右侧踢。动作要领：挺胸、立腰、开髋、侧身、猛收腹。

外摆腿。预备姿势与正踢腿相同。动作时，右腿向右上前半步，左脚脚尖勾紧，向右侧踢起，经面前向左侧上方外摆，支腿落在左腿旁。眼向前平视。左掌可在左侧上方击响，也可不击响，左右交替进行。动作要领：挺胸、塌腰、松髋展髋，外摆幅度要大，成扇形。

里合腿。预备姿势与正踢腿相同。动作时，右腿向左上前半步，左脚脚尖勾起里扣，向左侧踢起，经面前向右侧上方直踢里合，落于右脚外侧。右手在右上方可迎击左脚掌击响，也可不击响。眼向前平视，左右交替进行。动作要领：挺胸、塌腰、松髋展髋，里合幅度要大，成扇形。

②屈伸性腿法

弹腿。两脚并立，两手叉腰。动作时，右腿屈膝提起，大腿与腰平，右脚绷直，提膝接近水平时迅速猛力挺膝，向前平踢弹击，力达足尖。大腿与小腿成一直线，高于腰际，左脚伸直或微屈。两眼平视，动作要领：挺胸、立腰、脚面绷直，收髋，弹击要有寸劲。

蹬腿。预备姿势与弹腿相同。动作与弹腿相同，唯脚尖上翘，力达脚跟。动作要领：同弹腿，但应勾脚尖。

侧踹腿。两脚并立，两手叉腰。动作时，两腿左右交叉，右脚在前，稍屈膝。随即，右腿伸直，左腿提起，腿内扣，脚底用力向左侧上方踹出，高于肩，上体向右侧倒。眼视左侧方，左右交替进行。动作要领：挺胸、开髋，猛踹，脚外侧朝上，力达脚跟。

8. 仰首吐气放松运动

两脚自然站立，与肩同宽，两手自然下垂，自然向下弯腰，两手交叉向左右自然摆动三次，两脚自然站立，与肩同宽，两手交叉向上方，手指伸开，仰头，吐气三次。

罗某的运动天分还不错，领悟力也很强，整套动作练习下来，虽然有些花拳绣腿，规范动作和力度远未达到要求，但训练时基本能跟上我的节奏。边教边学的感觉还不错，罗某主动提出再从头训练一次。

训练结束后，我让罗某谈谈训练时的感受。

罗某说感觉身子很暖和，筋骨虽然有些酸痛，却好像从沉睡中被唤醒般，活络了不少。

"你有没有感觉到胸口舒服、轻松些了？"

"是啊！你一提我就感觉到了变化。原来总觉得心里憋着一口气似的，胸口堵得慌，这会儿，没那么强烈的感觉了。"她手掌抚在胸口，似乎那憋闷像一个气球正一点儿一点儿地瘪下去。

"你走几步试试，看看肩膀和两脚的平衡感如何？"

罗莎在咨询室走了一圈，面露欣喜之色，说道："这会儿，肩膀算真的是我的了。原来总觉得肩膀很紧绷，像累赘一样吊在身体上，走起路来也心长腿短——心思想着往前赶，脚却跟不上。现在发觉协调了不少。"

她告诉我，一直以来，除了体育课上的锻炼，其余时间基本没有怎么运动过，体质很差，再加上心理的毛病，总觉得自己徒有躯壳，如行尸走肉般，没有丝毫活力和生机。没想到几十分钟的运动做下来，就感觉精神了不少，整个人也变得清爽不少。

我解释道:"生命在于运动,你很少锻炼身体,很少活动筋骨,就有如一台很久没有启用的机器,已经陈旧不堪,咯吱作响。现在,借助武术运动,有针对性地锻炼,激活身体肌肉、神经、脉络,达到身心统一,意识与潜意识的平衡,阴阳匹配协调,负性、正性心理动态互动,内隐与外显心理一致。效果会很好的。如果你想长久改善的话,我建议你每天至少练习两次。"

罗某听后,心有所动,若有所悟,表示一定会按照老师的方法继续锻炼。

(二)武术阴阳平衡心理训练模式阶段二

1. 俯卧撑训练(在阶段一的基础上,递增五个)
2. 腰部放松运动(同第一阶段)
3. 步型训练

步型训练,可以增进腿部的速度和力量,以提高两腿移动转换的灵活性和稳固性,主要以达到平稳果断性为目的。

(1)弓步训练

左脚向前一大步(约为锻炼者脚长的五倍),脚尖稍内扣,左腿屈膝半蹲(大腿接近水平),膝与脚尖垂直。右腿挺膝伸直,脚尖内扣(斜向前方),两脚全脚着地。上体对正前方,眼向前平视,两手抱拳于腰间。弓右腿为右弓步,弓左腿为左弓步。动作要领:前弓步,后腿绷;挺胸、塌腰、沉髋;前脚尖同后脚跟成一直线。

(2)马步训练

两脚平行开立(约为锻炼者脚长的三倍),脚尖正对前方，屈膝半蹲，膝部不超过脚尖，大腿接近水平，全脚着地，体重重心落于两脚之间。两手抱拳于腰间。动作要领：挺胸、塌腰、展髋、裹膝，脚跟向外蹬。

（3）虚步训练

两脚前后开立，右脚外展四十五度，屈膝半蹲，左脚脚跟离地，脚面绷平，脚尖稍内扣，虚点地面，膝微屈，重心落于右腿上。两手叉腰，眼向前平视。左脚在前为左虚步，右脚在前为右虚步。动作要领：挺胸、塌腰，虚实分明。

（4）仆步训练

两脚左右开立。右腿屈膝全蹲，大腿和小腿靠紧，臀部接近小腿，全脚着地，腿和膝外展；左腿挺直仆平，脚尖里扣，全脚着地。两手抱拳于腰间，眼向左方平视。仆左腿为左仆步，仆右腿为右仆步。动作要领：挺胸、塌腰、沉髋。

（5）歇步训练

两腿交叉靠拢，全蹲，左脚全脚着地，脚尖外展；右脚前脚掌着地，后腿的膝部贴于前腿外侧，臀部坐于后腿小腿上，接近脚跟。两手抱拳于腰间；眼向左前方平视。左脚在前为左歇步，右脚在前为右歇步。动作要领：挺胸、塌腰、两脚靠拢并贴紧。

（6）坐盘训练

两脚交叉，叠拢下坐，臀部和右腿的大小腿外侧及脚面均着地，脚跟接近臀部，左大腿贴近胸部。两手抱拳于腰间；眼向左前方平视。左脚在前为左坐盘，右脚在前为右坐盘。动作要领：挺胸、塌腰、两脚靠拢并贴紧。

(7) 丁步训练

并步站立，两腿屈膝半蹲。右脚全脚着地；左脚脚跟掀起，脚尖里扣并虚点地面，脚面绷直，贴于右脚脚弓步处，重心落于右腿上。两手可叉腰，眼向前平视。左脚尖点地为左丁步；右脚尖点地为右丁步。动作要领：挺胸、塌腰、虚实分明。

4. 腰部放松运动（动作同前）

（三）武术阴阳平衡心理训练模式阶段三

1. 俯卧撑训练（在阶段二的基础上，增加五个）
2. 腰部放松运动（同阶段一）
3. 弓步与马步的组合训练

预备姿势：并步抱拳。

(1) 弓步推掌

左脚向左迈出一步，成左弓步，同时左拳变掌由腰际向前推出成掌，手指向上，眼看左手。

(2) 拗弓步冲拳

弓步不动，右拳由腰际向前冲出成平拳，同时左掌收回腰际抱拳，眼向前看。

(3) 马步冲拳

向右转体九十度成马步，右拳收至腰际，同时左拳由腰际向左冲出成平拳，眼向左平视。

(4) 并步抱拳

左脚收回靠拢，同时左拳收回腰际成并步抱拳。右势动作相同，左右脚、手对调。

动作要领：

(1) 先做推掌、冲拳训练。推掌要逐步达到顺肩，力量传递于掌根和小指一侧。冲拳要求做到顺肩、拧腰，逐步使力量达到拳端。

（2）再结合步型做顺步推掌、拗弓步冲拳、马步冲拳。左右势反复交替训练，逐步增加数量，以提高腿部力量，并与上肢动作协调，以便达到平衡状态。

（3）弓步换马步时，以左脚跟和右脚掌为轴，迅速转动成马步。中心移动时，弓步姿势不能有起伏；推掌要顺肩，冲拳要拧腰、顺肩、沉髋。

4. 腰部放松运动（同前）

在三个阶段的训练依次全部完成后，我们进行了一次总结交流。

眼前的罗某，身着粉红色运动套装，精神饱满，一脸阳光，是那么的灵动、有活力。你很难想象，两个多月前，罗某给我看她的求诊经历。厚厚一叠病历、检验单、收费单据，混杂在一起，足见其求治的艰辛；更让人不由想象，在这张张单据背后，究竟让罗某受了多少苦，遭了多少罪，花了多少钱。

未待我发问，罗某就主动说开了。现在胸中的郁气一扫而光、消失殆尽了。曾经的敏感多疑已被抛诸脑后了，注意力能高度集中了，做什么事都觉得浑身是劲儿。她感激地望向我："老师，你不打针吃药，就把我的毛病给治好了，真的很感谢你啊！要不是你帮我，我还不知道这会儿自己会躺在哪家精神病院呢！"

罗某眼眶红红的，像是悲悯自己不幸的过去，又像是感激今天的顺利康复。

做心理咨询多年，取得咨询成功的案例不少，但还从未有像这个个案一样,令我感触深刻并引以为豪的。一是数度求治,多年寻医问药的"老病号",被贴上神经性抑郁症的罗某,在我的咨询、训练之下,在短短两个多月的时间内,就发生了令人惊喜的、翻天覆地的变化,出乎当事人的期望,也出乎我的预期。

在我的武术阴阳平衡训练中,药物治疗并非必需。借助武术动作、意念、精神,可以改变个体的情绪和心境,而不再需要借助药物来调节抑郁、焦虑水平。

点评

(1) 罗莎成长的家庭较为特殊,其大哥是父亲的前妻所生,不学无术、桀骜不驯,到处惹是生非,令家庭矛盾增多,父母感情受影响,再加上母亲身体不好,童年的罗某对家庭产生许多忧虑,安全感明显不足。

(2) 情感孤独,自尊心、自信心受挫。罗某远在异地求学,孤独无助,特别是"非典期间",突如其来的隔离,令其产生了极大的无助感和孤独感,对学习的看重和对成绩下降的担忧,让她忧心忡忡、焦虑不堪。"报喜不报忧"的思想,又使其不敢向父母求助,她只好独自承受巨大的心理压力。所有这些,都激发并加重着罗某的不良情绪体验,甚至冒出自杀的念头。

(3) 罗某被确诊为神经性抑郁症,在心理咨询的实践中,单纯咨询是很难收到理想效果的。通常认为,神经症或精神病人,必须在药物治疗的同时,心理咨询才能介入。本案例中,我们看到作者仅仅结合武术动作训练,在较短的时间内,就取得了令人惊奇的治疗效果,不能不令精神病学界和心理咨询界为之振奋。

（4）武术运动中讲究"六合"：心与意合，意与气合，气与力合，手与足和，肘与膝合，肩与胯合。这"六合"符合我们常说的内外协调一致的要求。这样的训练，必然导致神经系统支配运动器官的功能的能力提高，促进内脏器官和运动器官更趋协调，提升中枢神经系统快速转换的能力，增强高级神经系统的灵活性。由于长期处于紧张、恐惧之中，罗某内心的负性情感堆积得太多，阴郁气质弥漫，身体羸弱消瘦，精神萎靡不振，正是精气神失调、正负情志紊乱、阴气过剩而阳气不足所致。借助武术运动，有针对性地锻炼，激活身体肌肉、神经、脉络，使身心统一，意识与潜意识平衡，阴阳匹配协调，负性、正性心理动态互动，内隐与外显心理一致，进而达到康复的目的。

第七章 抑郁症患者不平衡分析

第一节 抑郁症患者内隐记忆与外显记忆失衡分析

一、内隐和外显记忆失衡分析

在传统的记忆研究中发现，注意力常常集中于先前经验的有意识的、外显记忆的恢复，心理学界认为除了有意识的外显记忆之外，还存在一个相对独立的记忆系统，那就是内隐记忆。

内隐记忆（implicit memory），亦"潜意记忆"、"无意忆"。与外显记忆相对，是指人脑内部潜在的不需要意识参与的一种无觉察的记忆。亦即不依赖于对先前经验的有意识恢复的一种自然的记忆。

外显记忆（explicit memory），亦"有意识记忆""陈述性"，是指过去经验对当前活动的一种有意识的影响记忆。亦可称之为一类对提取自己觉知的过程的记忆。外显记忆系统包含对事实和事件的一种意识，外显记忆系统要求个人意识的参与。

抑郁症患者常常在无意识的状态下对负性事件内容进行提取，这种记忆内容是属于内隐记忆，比如触景生情和触景伤情的情景下回忆不愉快的事情、事件。对于于需要外显记忆的内容失去信心和兴趣，比如人际交往、生活、学习、工作事件内容失去兴趣，因此，这些内隐记忆内容逐渐上升，外显记忆内容逐渐下降。

抑郁情绪患者的内隐记忆和外显记忆常常出现失衡现象，他们的负性情绪启动效应往往是无意识的、自动的，负性记忆内容也是无意识的、自动的。根据启动刺激和目标刺激的一致程度，可以将启动分为直接启动、重复启动、间接启动和交叉启动。在直接启动中，启动刺激与目标刺激直接相关。

抑郁症患者的情绪波动，许多是由于过去发生负性内容的事件使患者产生内隐记忆的深刻性，而这些深刻的负性记忆内容难以消除，总是在患者的大脑记忆中频频出现，一旦出现负性的记忆内容，负性情绪就启动了。这就是负性情绪无控制的自动化，许多抑郁症患者由于记忆内容的正负性失去平衡，导致无法控制自己的负性情绪。在心理辅导和咨询过程中，心理咨询师可以考虑通过填补求助者的正性记忆内容来抗衡负性记忆内容的必要性。

二、正负表象内容失衡分析

在个体临床研究中发现，抑郁症患者的记忆内容负性大于正性，其记忆内容是失去平衡的。抑郁症患者的内隐记忆负性内容非常容易引发负性情绪，尤其当抑郁症患者的表象也是负性大于正性时，个体表象是识记的基础，由于患者的负性表象大于正性表象，这就决定了患者在回忆往事时，负性往事往往大于正性往事，这些负性往事就成为抑郁症患者记忆内容的主题，患者一旦启动负性往事回忆系统，负性情绪也就随之启动了，这样正性情绪就会被抑制，这也是负性情绪大于正性情绪的原因之一。表象是在知觉基础上产生的，但表象不是知觉的翻版或重复，有人为表象是知觉痕迹的再作用，它只不过是一种轻微知觉，与知觉相比仅在强度上有所不同，其清晰程度比知觉低。其实表象是经过信息加工后所产生的痕迹，是知识和经验的重要表征方式。抑郁症患者对过去的表征总是痛苦、忧愁等方式。

我们不可避免地会遇到生活、工作、学习、人际交往、爱情、婚姻等方面的事件，这些事件的成功或失败，都会给我们留下深刻的印象。随着时间的流逝，留下的印象就会发生变化，有些变得模糊不清，有些还会比较清晰。在心理治疗过程中发现，抑郁症患者对过去留下的表象、记忆、情绪出现率往往是负性大于正性，甚至把过去的正性事件也误解为负性事件，这样就会导致患者病情加重；时间越长，患者的表象、记忆、情绪就会越来越多地以负性形式呈现。大部分心理医院采用药物控制患者表象、记忆、情绪的启动，一旦药物停止，患者负性的表象、记忆、情绪又启动了，这就是患者的病情反复出现的重要因素之一。

如何能使患者的表象、记忆、情绪正负平衡，或正性大于负性？我们可以通过以下模式进行治疗。

第一，通过潜意识与有意识相互转换模式使之达到平衡；

第二，让负性的表象记忆、情绪向正性模式转换，进而使之达到平衡。

潜意识与有意识的相互转换模式，必须在负性的表象记忆、情绪向正性模式转换的基础上进行。

这样的模式治疗首先把有意识转化为无意识进行。抑郁症患者有一个明显特征，就是非常在意别人的评价，表明患者自尊心过度，并由此引发很强的自卑感。患者在人际交往中给自己设置许多障碍，特别关注评价性的语言，甚至误解别人的语言，而且无控制误解，这是潜意识的体现。要修正这种潜意识，就可以通过有意识的转化实现。

在心理咨询者、来访者双方遵守心理咨询原则的前提下，来访者按照心理治疗师的治疗程序，必须采用主观（主体）与客观（客体）分离的技术进行操作，简要介绍如下。

第一，必须有意识地关注客观（客体）如自然、科技、社会、军事等事件的发生、发展。

第二，必须分析自然、科技、社会、军事等事件的发生、发展因缘。

第三，必须对自然、科技、社会、军事等事件逐渐形成正性或中性的表象、记忆、情绪替换负性。

自然类型：在对绿树、流水、草地、湖水、山脉、山路等的审美、鉴赏美、感受美中形成正性或中性的表象、记忆、情绪。

社会景观类型：在对建筑、汽车造型、人群、个体身段、街道等的审美、鉴赏美、感受美中形成正性或中性的表象、记忆、情绪。

科技类型：在对电子技术、卫星技术、建筑技术、桥梁技术、路航技术等的审美、鉴赏美、感受美中形成正性或中性的表象、记忆、情绪。

军事类型：在对军装、战车、潜艇、军用卫星、航空母舰、军舰、坦克、无人机、预警机等的审美、鉴赏美、感受美中形成正性或中性的表象、记忆、情绪。

通过一个月的训练，患者从关注自身体验逐渐向关注客体事物发展，可以使患者难以控制的自动化负性表象、记忆、情绪渐渐地、可控地向正性表象、记忆、情绪转化，从而使其记忆的负性体验被削弱，使其正性体验逐渐多于负性体验，这就是表象内容的正负平衡。

第二节　情绪调节分析

一、情绪与神经刺激关系分析

伊扎德认为，情绪的激活与调节包括四个基本过程，即生物遗传的神经内分泌激活过程、感觉反馈激活过程、情感激活过程和认知过程。其中，生物遗传——神经内分泌系统起决定作用，它既可以直接激活情绪体验，也可以通过影响其他三个情绪过程来激活情绪体验（见图7-1）。

拉扎勒斯认为，情绪认知与评价关系中，情绪是个体与环境相互作用的产物。在情绪活动中，个体不仅反映环境中的刺激事件对自己产生的影响，也要调节自己对刺激的反应，情

```
         生物遗传——神经内分泌过程
        ┌──────┬──────┬──────┐
        ↓      ↓      ↓      │
     ┌────────┐              │
     │感觉反馈过程│──────┐    情
     └────────┘      │    感
     ┌────────┐      │    体
     │情感激活过程│────┤    验
     └────────┘      │
     ┌────────┐      │
     │认知激活过程│────┘
     └────────┘
```

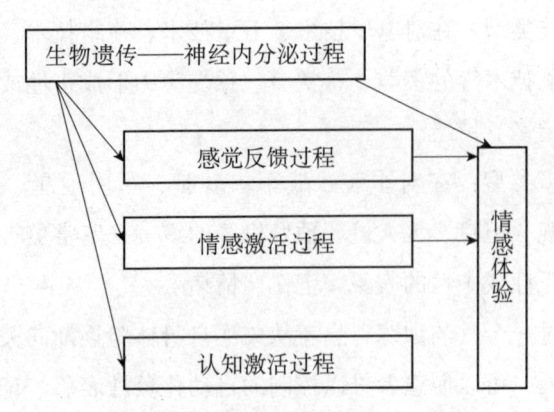

图 7-1 情绪调节与激活多系统模型

绪活动必须有认知作为指导，只有这样，个体才能了解环境中刺激事件具有的意义，才能选择适当的、有价值的动作反应。在情绪活动中，个体需要不断地评价刺激事件与自身的关系，评价分为三个层次，即初评价、次评价、再评价。

情绪的产生涉及复杂的神经生理和生化机制，是外周神经系统和中枢神经系统整合活动的结果。情绪的外周神经机制涉及植物神经系统、分泌系统和身躯神经系统。其中，植物神经系统在情绪产生的过程中由于被大脑的低级部位所激活，对情绪活动起着加强和延续的作用；分泌系统与情绪唤醒密切相关，某些激素既可以作为神经化学递质直接激活情绪，也可以通过影响有机体的一般生理过程而间接对情绪产生影响，躯体神经系统在与大脑高级中枢的联系中，介入各种表情的发生或抑制。

二、情绪产生的内驱力能量失衡

抑郁症患者的内驱力能量是失衡的，由于抑郁症患者产生的负性大于正性的内驱力能量,比如,失落的、敌意的、孤独的、绝望的情绪能量是强烈的、巨大的,而乐观的、微笑的、快乐的情绪能量是微弱的,人际交往的驱动力就被负性内驱力抑制了,运动的动力也被负性内驱力所抑制,工作的驱动力也被负性内驱力抑制了,交流说话的动力同样被负性内驱力抑制。

伊扎德(1977)认为,情绪是人格系统的组成部分,而人格是由体内平衡系统、内驱力系统、情绪系统、知觉系统和动作系统六个子系统组成。人格系统的发展是这些子系统的自身发展与系统差异之间联结、不断形成和发展的过程。在这些子系统中,伊扎德认为,认知系统过程引起比较和辨别活动,是知识的学习、记忆、符号操作、思维和言语过程。情绪具有动力性,它组织并驱动认知与行为,为认知和行为提供活动线索。因此,情绪是人格系统的核心动力,这是伊扎德理论的重要观点。情绪包含神经生理、神经肌肉的表情行为、情感体验三个子系统,它们相互作用、相互联结,并与情绪系统以外的认知、行为等人格子系统建立系统,实现情绪与其他系统的相互作用。

情绪活动涉及广阔的神经结构,包括脑干中央灰质、丘脑、杏仁核、下丘脑、蓝斑、松果、鼻周皮层、新皮层、前额皮层等神经结构。从感觉信息的产生到情绪的产生,有两条通道是不涉及大脑皮层的。一条通道由感受器接受信息,这些信息通过丘脑直接进入杏仁核产生情绪反应;另一条通道从杏仁传出信息,进入下丘脑,经脑干中央产生情绪。大脑皮层可以加工从丘脑传入的信息,产生情绪,或将信息下传到杏仁核、海马等产生情绪。另外，神经—内分泌、躯体神经系统、自主神经系统也参与此中，使情绪得到放大和维持。

表情行为包括神经肌肉的活动和感受反馈活动两部分，表现在脸部、言语、躯体姿势、手势等活动中。表情活动由大脑皮层中决定种系发展的那些古老皮层调节，其在生物进化过程中具有一定的适应意义。个体在成长过程中，表现的社会功能逐渐增强，表情表达着情绪体验、社会动机、行为意向或者由这三个成分构成的混合意义。

神经化学活动通过一些内在的程序，激活脸部和躯体的活动模式，这些活动的反馈信号进入意识状态，形成情感体验。而情感体验可以进入认知系统，并接受认知系统的调节。情感体验是情绪系统与人格的其他系统相互作用的主要组成部分，对形成系统间的稳定的联结起着重要作用。

第三节 本我与自我的平衡分析

一、潜意识作用

西格蒙德·弗洛伊德（Sigmund Freud, 1856.5.6 - 1939.9.23），犹太人，奥地利精神病医生及精神分析学家，精神分析学派的创始人。提出潜意识；认为人格结构分为三层次：本我、自我和超我。

精神学派认为，人的根本动力来源于生物本能的冲动，本能冲动的核心是生殖的本能，也是指性欲本能冲动，在社会伦理、道德、法律的压制下，被迫抑制在人的潜意识中去，并且无法进入人的有意识层面，在社会允许条件范围以不同的各种形式发泄出来，比如创作诗歌、小说、散文等文学作品，其实这就是心理能量的转化的一种模式。

二、本我和自我的失衡

抑郁症患者在负性情绪启动之后，敌意和仇视情绪表现会比较显著，关注自我的仇视和抗拒与别人的交流趋势也非常明显，本我和自我是失衡的。

1. 梦的解释方面

做梦是我们现实中的事件被加工改造和扭曲的变形之后的反映，比如我们在现实中经历过的、感知过的、体验过的、发生过的、想过的事件或事物、人物等都会在梦境中出现，只不过是在梦境中已经做了加工和改造之后形成扩大的，或缩小的变形处理。梦也是现实的另外一种形式的反映，在心理咨询过程中，求助者陈述自己做了噩梦，梦境非常可怕，在噩梦中惊醒。这些就是求助者是现实的事件在梦中加工之后的变形反映。梦是想象的一种特殊形式，抑郁症患者把现实的生活事件进行扩大化、扭曲的想象，这种过程就是有意识向潜意识的转化过程，抑郁症患者把自我现实中发生的事件逐渐向本我和潜意识（无意识）转化，并且把现实的事件在无意识中进行加工改造形成之后的负性事件，做噩梦就在所难免了。

抑郁症患者常常陈述中会有这样的体现：梦多、在噩梦惊醒和失眠、在梦中紧张、在梦中不敢与别人交往，这些就是抑郁症患者在现实被自我扭曲的、扩大的、变形的事件反映，是患者自己想象出的，因此在梦中出现了。实际是体现抑郁症患者的本我和自我之间发生失衡和冲突的心理现象，就是抑郁症患者的本我与自我失去平衡的心理。

根据精神学派理论，我们的精神活动，主要包含被压抑的欲望和本能的冲动，充满许多奇异的幻想，同时充满许多感知、情绪、情感等心理活动，这些心理活动与现实的生活不同情况下的意识层次发生冲突。在这不同的层次主要包含有意识、潜意识（无意识）、前意识，这些不同层次的心理活动称为精神活动。意识是指自觉的层面，我们每人都能觉察到的心理活动，属于有意识的，它是我们的心理活动最表层的，能够感知到外部世界现实各种环境作用下的信息刺激，也是常常用语言来反映和概括现实的事件和事物内容。前意识，就是指意识和无意识之间的部分，是一种能够引起我们觉醒意识中的部分，充满本能的冲动。潜意识常常称之为无意识，就是被我们现实压抑的部分，没有我们意识到的各种心理活动，它代表最原始的本能的，在人格中最难接近的部分，具有巨大的驱动力。潜意识由于受到早期的压抑创伤与意识层的联结已被隔断，如果早期的冲动比较强烈，压抑创伤就会比较严重，这种情况就会形成精神扭曲。

抑郁症患者，体现出的是无法控制的负情绪，也是属于无意识（潜意识）的。根据弗洛伊德的理论进行推论，无意识和有意识是可以相互转化的，在心理治疗或心理辅导过程中，通过有意识的正性能量进行不断的补充，这样具有淡化负性情绪的作用，形成一种正性情绪习惯，使之逐渐转化为正性的潜意识。用正性情绪的有意识进行替换，把负性的情绪慢慢稀释或覆盖，体现出的是能够控制的正性情绪，在无意识中的体现也是正性的，无意识和有意识最终达到平衡状态。

2. 人格结构

人格在心理学界通常称之为个性，个性心理特征就是指人格心理特征，主要有三部分组成：能力、气质、性格，其中性格为核心部分，人格特征主要以性格特征来体现，性格是指个体的后天习惯化的比较稳定的行为方式特征，主要表现于个体的态度和行为方式心理特征总和，受到后天的各种因素的影响，包含家庭环境、社会环境、学校教育、个人的成长经历，个人自我矫正，性格是维持人格气质是指个体的心理和行为在动力方面典型的、稳定的特征，是体现人的行为和活动上的差异，尤其情绪体验的快慢、强弱、隐显以及稳定性和灵活性的差异，具有先天生来具有自然性的表现的动力特征，受到先天的神经系统的制约，具有先天性。但后天社会生活也会使人的气质发生某种程度的改变甚至发生根本的改变。性格很大一部分是来自气质影响而形成的，因此，性格与气质是有关系的，比如，抑郁质的气质具有敏感、多愁善感，情感丰富，致使个体形成比较敏感、不稳定内向型人格特征，做事比较细心、认真关注名誉的性格，在人际交往过程中比较注重情感交流。黏液质的气质，沉默寡言、刻板的、稳定内向型人格特征，致使安静、不爱说话、不喜欢交往的性格。抑郁质的人格比其他气质的人容易发生抑郁情绪，抑郁情绪与人格特征具有显著关系。能力是指个体能否顺利完成某种活动的心理特征，能力分为一般能力和特殊能力，每个的能力都有差异，男女也有差异,有的抑郁患者的负性情绪也会受到能力的影响,由于抑郁症患者往往超出自身的能力范围来满足自我愿望而未能实现,致使其产生负性情绪。因此,同种性质的事件发生在不同人格类型的个体身上的结果是不同的,抑郁症的负性情绪与人格具有密切关系,并且受到人格的直接影响。

根据精神学派理论,我们人的人格结构分为三个层面:本我、自我、超我。本我(id),属于我们无意识的层面,处于最底层的部分,包含我们人类本能的冲动,就是指性冲动产生的驱动力,属于内驱力和被压抑的习惯倾向,本我受到快乐原则的支配,要争取最小痛。自我(ego),属于我们人格中有意识的部分,是实现化了的本能,是在现实世界中反复作用的过程里从本我层面分化出来的部分,自我是属于现实的原则,要争取最小痛。寻找本能的需要使用现实方法维持满足感,可以自我调节和控制的,常常以"既要满足,又要避免痛苦"心理进行体现。超我(super-ego),属于我们人类最高的层面,是良心和道德的部分,常常受到自我良心限制和道德的控制,从现实的自我中分化出来的,我们在成长过程受到社会行为准则、习俗、风俗、道德、纪律影响下形成独特的人格,并且也会受到父母的权威和职责的内化,回归至善原则。

因此,抑郁症患者正负情绪失衡,有一部是来自人格中本我与自我的失衡所致,常常受到家庭环境和社会环境影响形成失衡的人格,把家庭和社会名誉转化自我的承担名誉,逐渐形成自我压抑的负性情绪体验。

抑郁症患者的本我与自我是失衡的,本我是压抑的部分,是无意识的部分，抑郁症患者无法控制自身的负性情绪，就是产生负性情绪的部分，与自我是现实的部分，也是有意识的部分，本我与自我之间无法构成现实水平的一致状态，抑郁症患者的本我与自我就始终处于失衡状态。

下篇

武术阴阳平衡模式心理疗法个案实施

第八章　武术阴阳平衡模式心理疗法实施

第一节　本我与自我失衡的根源填补

一、本我与自我失衡的特征

在此不讨论弗洛伊德的理论观点的产生和发展，只讨论本我与自我所产生的情绪失衡的特征。

强迫症患者和抑郁症患者具有共同的特征，主要是都具有强迫观念或强迫行为出现，强迫观念或强迫行为产生的根源比较复杂，但两者具有共同的特征，其中过分注重细节和过分注重自尊是就是其重要特征之一。这种因素的根源是过分强调"自我"，由于"自我"和"本我"可以相互转化，因此，自我关注就成为无法控制的自动化，而这种感觉是被压抑的、痛苦的。尤其是抑郁症患者，过度注重别人对"自我"的评价，不管别人的评价是否合理或是否客观，都非常在意。这种过度强调自我的根源，是来自极度的自尊心理，致使患者不断地强迫自己关注别人是否在评价自己的"好与坏"，甚至曲解别人的评价。这就是情绪的两极性，非好即坏，即积极和消极，而抑郁症患者的积极情绪难以体现，消极情绪常常体现。因为在患者的脑海中反复出现负性评价大于正性评价，这样必然会干扰患者的正常记忆，使其无法进行正常的学习和人际交往。在本我与自我出现失衡的现象时，就不能正确、客观、理性地对待"自我"。根源就是过分强调"自我"，与"本我"的只知按照快乐原则行事发生冲突性失衡。

二、填补"本我"与"自我"的平衡方式

抑郁症患者在治疗过程中，重点是在填补"本我"与"自我"的平衡模式下进行的。

由于患者过分强调"自我"，在其关注"自我"的过程中必须转移到"客观"的自我，才能填补"本我"的快乐原则，将被压抑的痛苦释放出来，具体内容介绍如下。

1. 主客观分离技术

必须指导抑郁症患者从关注自我转移到关注客体事物，进行客观理性的分析和欣赏，即主观（主体）与客观（客体）分离技术。

患者必须有意识地分析自身以外的目能所及的客体事物。比如，坐在客厅中，就应该分析客厅的摆放物件：家具是否有灰尘，花瓶中花儿是否需要浇水，地面是否需要打扫，天花板是否有蜘蛛在玩耍（织网）；在窗外就欣赏青山绿水、百草花香，窗下是否有小孩在开心地玩耍或哭闹，然后会看整个房间的布局合理和整洁程度，或许凌乱，凌乱也是一种特别的美，如果能够欣赏到凌乱也是一种美，愉快的情绪就启动了，个体就会出现舒服和愉快的感觉，并且能够维持欣赏美、鉴赏美、

表现美的行为。这些客体事物已经目及完毕之后，即可打开电视节目，留意科技频道、武术频道、自然频道、建筑频道等，慢慢地欣赏和了解。情感性（多愁善感）的电视频道节目尽量少看，最好不看，避免情感投射和触景伤情。分析科技发展的内容和趋势、自然科学和自然界的变化、建筑结构和建筑装饰等，这些都是理性认知来源的重要元素，能够补充抑郁症患者的非理性认知。抑郁症患者对自我本体和客体的认知，常常都是非理性的、情感化的，因此必须采用主观（主体）与客观（客体）分离的平衡模式技术，并通过客观理性的模式去补充、覆盖、冲淡、稀释抑郁症患者的非理性的情绪情感化模式，最终使其达到自我和本我的平衡，从而控制负性情绪的发生和发展。

通过单纯的认知是难以在短时间内快速改变患者的负性情绪的，最重要的是把自我与本我的不平衡状态转化为平衡状态，或填补为平衡状态。如果是患者过度关注自我达到自动化的，自我诱发的负性情绪发生、发展想要得到控制，就要以正性情绪或中性情绪填充、冲淡、稀释负性情绪为主要方式，并从客观事物中抽取理性认知元素对其进行填充平衡。当不断填补理性认知元素且逐渐增多（增值）时，主体的自我关注事件和时间就会逐渐减少（减值），负性情绪与正性情绪就可以自动达到平衡，情绪情感就会逐渐恢复到正常状态。

2. 运动能量填充平衡

运动记忆的积极、中性内容作为重要支撑点，抑郁症患者大部分缺乏运动，也不喜欢运动，往往把时间消耗在"自我关注"的痛苦、失落等负性情绪中，不愿意在运动中找娱乐，在长时间的负性情绪能量堆积，没有及时宣泄或排除，在胸脯、下腹总是感觉有一股闷气的存在，上不来也下不去，患者感觉非常痛苦，在精神病院或心理诊所采用服药治疗的方式，效果不佳，难以解除闷气（胸闷），一旦停止服药，又会反复发作。运动不但能健体、调节生理机能，个体还能在运动的娱乐中得到愉快的感觉，发泄负性情绪，并且通过合理的、有规则的运动，使内脏器官在适当范围内排泄抑郁时产生的闷气（胸闷），比如肺部、胃部、大肠、脾脏都有排挤闷气的功能，还可使个体达到运动的身躯机体、生理、心理平衡。这种有规则的运动，来自于武术阴阳运动，主要是采用武术阴阳平衡运动原理进行的，通过阴阳相互转化的运动，使正负性情绪达到平衡，也就是阴阳平衡。这种武术阴阳平衡运动，必须在原创者改造和实验后才能运用，并非所有的运动都是阴阳平衡运动，无规则的运动是无效的。

三、患者的记忆内容平衡

记忆是个体大脑对过去经验或经历的反映，在头脑中积累和保存个体经验的心理过程。个体感知过的事物，看过、说过、思考过、体验过、听过、操作过的事件都会在大脑中识记后，经历编码、储存、提取的过程。这里并不讨论记忆的种类和记忆的系统，只讨论患者的记忆负性内容和正性内容。

患者在病情发作时，大脑记忆的内容主要以负性体现，自己无法控制负性的记忆内容以自动化形式提取，也是没有目的的记忆。许多心理学家把没有目的的记忆称之为"内隐记忆"，即过去经验对个体当前活动的一种无意识记忆的影响。

由于这种记忆对行为的影响是自动发生，个体无法意识到，因此又称为自动的、无意识的记忆。内隐记忆是近二十年形成的一个较新的领域。20世纪70年代，有关学者（Warrington & Weiskrantz，1974）在遗忘症患者的研究中发现，这些患者虽然不能回忆刚刚学过的词，但利用一些特殊的测验任务却发现，对这些仍对患者的测验成绩有影响。例如，让患者学习一些常用的词，然后进行回忆或再认的测验，他们的作业成绩很差。如果给出那些单词（已经学过的）的前几个字母，要求患者把这些字母补全成一个词，结果发现，患者倾向于把这些字母填写成刚学过的词，而不是其他的词。这表明，被试存在着一种自动的不需要意识参与的记忆。其特点是人们没有意识到自己有这种记忆，也没有意识地去提取它，但特定的作业中表现出来。

大部分抑郁症患者非常容易把过去的失败经验、挫折、创伤变成内隐记忆，从而引发负性情绪产生，使正性的记忆内容难以体现，甚至导致患者对事物难以客观评价，尤其是对自我评价过低，从而产生很深的自卑感。因此，患者的记忆内容如果失去平衡，患者就常常会以负性词性进行自我评价。患者的发病时间持续长，这种无意识的意识难以有正性记忆的内容，随着时间的增长，患者的负性记忆内容就会增多，其病情也就会随之加重。

另一种相反的记忆就是外显记忆，外显记忆则是指过去个体当前活动的一种有意识的影响。个体有意识地收集有关经验，用于完成当前的任务，这时的记忆就是外显记忆，也称为"受意识控制的记忆"。

朱滢等人（1989）利用汉字的词干补笔、速示辨认作业和再认，对内隐记忆和外显记忆的遗忘进行了比较研究。结果发现，速示辨认和词干补笔的作业成绩不会随时间的延长而下降很多，再认作业的成绩则下降很多。

另外一些研究证明，内隐记忆随时间延长而发生的消退要比外显记忆慢得多，因此患者内隐记忆的负性很难消退。

加考比等人（Jacoby et al., 1981）在研究中发现，以听觉形式呈现的刺激以视觉形式进行测验时，这种感觉通道的改变会严重影响内隐记忆的作业成绩，而对外显记忆的效果则没有影响。马征平和杨志良（1991）在实验研究中也发现了这种感觉通道效应（modality effecf）。在实验中，给被试者先后呈现两个字表，呈现方式分两种，一种是两个字表都以视觉方式呈现，另一种是两个字表分别以听觉和视觉方式呈现。结果发现，在填字词组测验中，被试者的内隐记忆成绩在不同通道呈现方式时出现了明显下降；而在线索回忆测验中，被试者的外显记忆成绩并没有受到通道变换的影响。

外显记忆很容易受到其他无关信息的干扰，前摄抑制和倒摄抑制现象的存在就很充分地说明了这一点，但是内隐记忆的情况有所不同。陈世平和杨志良（1991）利用汉字进行的一项实验研究发现，内隐记忆容易受到干扰。在实验中先让被试者进行词对联想学习，同时利用干扰词对该词进行干扰，之后分别利用线索回忆作业来测量外显记忆的成绩，而利用词对补全作业来测量内隐记忆的成绩，结果发现，干扰词对外显记忆的成绩影响较大，而很少影响内隐记忆的成绩。虽然，在艾宾浩斯利用重学节省法对记忆的遗忘规律进行研究时就已经发现了内隐记忆现象，但是对内隐记忆的广泛研究还是20世纪70年代之后的事，进入80年代后，许多研究进一步证明了经验可以在无意识的情况下影响人的行为。内隐记忆的研究不仅扩充、丰富了记忆研究的方法、技术和内容，而且使我们对人类记忆的本质有了更加深入的认识。

抑郁症患者，如果能够把记忆内容以正性逐渐增加，负性逐渐减少，就可以平衡记忆内容，所以在心理辅导和心理治疗过程中，有一个非常重要的环节，就是提高或增加正性的或中性的记忆内容，降低负性的记忆内容，具体操作将在武术阴阳平衡训练章节进行详细描述。

四、启动正性记忆内容，覆盖和稀释患者的负性表象内容

1. 启动记忆效应概述

启动效应（priming effect）指经验对当前任务的积极或消极的影响，这种效应往往是无意识的和自动的。根据启动刺激和目标刺激的一致性程度，可以将启动分为直接启动、重复启动、间接启动和交叉启动。在直接启动中，启动刺激与目标刺激直接相关。如先前学过的单词是"elephant"，要求被试者对"e-ph-t"进行残词补全。在重复启动中，启动刺激和目标刺激的呈现和反应方式完全相同，如知觉辨认和词汇决定等。在间接启动中启动刺激在形状（element）、声音（sycophant）和语义（tusk）上与目标刺激（e-ph-t）相近。在交叉启动中，启动刺激和目标刺激分属于不同的符号系统，如先通过图形呈现启动刺激（elephant），然后再对目标刺激（e-ph-t）进行残

词补全。启动效应被认为是证实内隐记忆的主要标志之一。

抑郁症患者的内隐记忆启动效应主要体现在触景生情和触景伤情,把这些景物通过情绪记忆深藏在自我的脑海中,是在景物的变化信息和刺激下启动记忆。

2. 启动视听记忆效应

根据这种原理,在心理辅导和心理治疗过程中,利用图片的启动效应对患者的正性记忆内容进行启动,抑制和稀释负性记忆内容。首先选择适合的图片(正性)为视觉启动内容,时间控制在15~20秒,如果有必要的话,启动时间可以继续延长,直到患者满意为止;但不能无限延长,如果无限延长,就会失去启动的意义。这一点心理咨询师或心理治疗师必须注意。采用图片刺激视觉进行启动产生的记忆效果,也称为视觉启动效应。

选择视觉启动效应的主要目的是为增强患者的正性表象内容清晰度,这样采用这种方式才能抑制和稀释负性的表象内容,逐渐模糊、冲淡患者原有的负性的表象内容。

表象(image),又称为意象,指当事物不在面前时,在人们头脑中出现的事物的形象,或者是指感知过的事物在头脑中留下的印象(映象)。

表象在知觉基础上产生,但表象不是知觉的翻版或重复。有种观点认为,表象是知觉痕迹的再作用,它只不过是一种轻微知觉,与知觉相比较在强度上有所不同,其清晰程度比知觉低。其实,表象是经过信息加工后所产生的痕迹,是知识和经验的重要表征方式。

根据产生表象的感觉通道,可以把表象分为:视觉表象、听觉表象和动作表象几种。视觉表象是在人们头脑中出现的具有视觉特征（如颜色、形状、方位、大小）的形象，它们生动地保持在人的大脑中，就好像在内心看到的画面一样。

听觉表象是在人们头脑中出现的具有听觉特征（音调、响度、音色、旋律等）的形象。如果这种表象保持在大脑中，就好似实际听见一样。

动作表象是在人们头脑中出现的与动作有关的形象。这种表象可以是视觉性的，也可以是动觉性的。动作表象不仅是对过去动觉的简单再现，而且与当时实际的动作相联系。当个体产生动作表象时，身体相应部分的肌肉往往会产生微弱的收缩运动，即所谓的"意动"。

味觉、嗅觉、触觉等都有相应的表，表象以感觉通道来划分只具有相对的意义。

3. 患者的自我表象内容调节

外物表象是人脑关于外部事物或事件的形象。自我表象是关于自身形象的表象，比如自己的身高、容貌、姿势和行为，是以自我意识为重要内容，抑郁症患者过分注重个人形象，对自身形象不正确地自我表象评价过低，很容易形成自卑、封闭、退缩心理，或产生不能接纳自我和否定自我的消极表象心理特征，强迫心理困扰也会随之出现。如果是积极的自我表象，就会产生自信、进取、开放的心理特征，心理也会比较健康。

抑郁症患者大部分是过分关注自我表象消极的内容，缺乏客观外物中性和正性表象内容，在大脑表象的正负内容失衡，患者无论独自一人还是在公众场合，表象内容都以负性为主，患者非常担心别人对自己的外貌、身材等表象做出负面评价，甚至看到旁人交流都会怀疑在负性评价自己。因此，抑郁症患者的人际关系不和谐，容易产生紧张、焦虑心理，致使抑郁症患者不愿意与别人交往。

4. 抑郁症患者的表象内容临床呈现模式

抑郁症患者主要以悲伤、痛苦、丑陋、瞧不起我、不理我等负性表象为临床主要呈现模式，喜悦、快乐、漂亮、瞧得起我、喜欢我等正性表象极少呈现，因此，患者在大脑中自己的表象以负性的方式呈现，如果要求患者改变认知态度是很困难的；即使能改变，但其坚持的时间也会非常短暂，大都坚持1~2天就又被打回原形，又继续沉浸个体负性表象中，甚至达到自动化、不能自我控制负性的自我表象。要达到表象的正负平衡，必修通过正性表象不断补充或填充进去，让正性表象逐渐增加，如果正性表象大于或等于负性表象，患者表象不平衡现象就会达到自动化消失，而且效果会比较理想。

五、指导患者增强客体外物表象操作

心理咨询师或心理治疗师指导患者增强客体外物正性表象，逐渐稀释自我的负性表象，具体操作介绍如下。

1. 室内环境表象训练

从进入咨询室开始训练，首先从学会关注咨询师的躯体外形开始，客观评价咨询师的态度、五官、身材和服饰等，让患者进入正性表象（微笑、服饰和装束、眼神、动作、身段）等，引导患者启动正性表象，这样可以激发患者欣赏人体美的技巧和兴趣。人体本身就是一种自然美，无论个体的身躯如何，都是我们的先天体形艺术，我们对人体的身段比例是按照黄金分割点进行审美的。

（1）引导患者关注"黄金分割点"的审美标准，增强客体外物表象。

黄金分割点，是指把一条线段分割为两部分，使其中一部分与全长之比等于另一部分与这部分之比。其比值是一个无理数，用分数表示为（$\sqrt{5}-1$)/2，这称为确切值为（根号5－1）除以2，其比值为0.618。

由于按此比例设计的造型十分美丽，因此就称之为黄金分割，也称为中外比，这个分割点就叫作黄金分割点（golden section ratio，通常用 φ 表示）。这是一个非常有趣的数字。许多美学家也发现，我们人体的身段也有黄金分割点，人体身段通过黄金分割点进行欣赏美，更能体现人体美的含蓄程度。抑郁症患者没有按照黄金分割点进行审美，自我评价常常是负性的（如我很丑，我怎么这样廋，我鼻子太偏了等），因此，心理咨询师或心理治疗师就可以参照黄金分割点，指导求助者以自我以外的客观审美评价人体，增强客体外物表象，增加患者的正性的审美表象记忆内容，填补和稀释自我关注的负性表象记忆内容，使其达到视觉表象记忆内容平衡。人体黄金分割点介绍如下（见图8－1～图8－4）。

A. 肚脐：头顶—足底之分割点；

B. 咽喉：头顶—肚脐之分割点；

C. 膝关节：肚脐—足底之分割点；

D. 肘关节：肩关节—中指尖之分割点；

E. 乳头：躯干乳头纵轴上之分割点；

F. 眉间点：发髻—颏底间距上 1/3 与中下 2/3 之分割点；

G. 鼻下点：发髻—颏底间距下 1/3 与上中 2/3 之分割点；

H. 唇珠点：鼻底—颏底间距上 1/3 与中下 2/3 之分割点；

I. 颏唇沟正路点：鼻底—颏底间距下 1/3 与上中 2/3 之分割点；

J. 左口角点：口裂水平线左 1/3 与右 2/3 之分割点；

K. 右口角点：口裂水平线右 1/3 与左 2/3 之分割点。

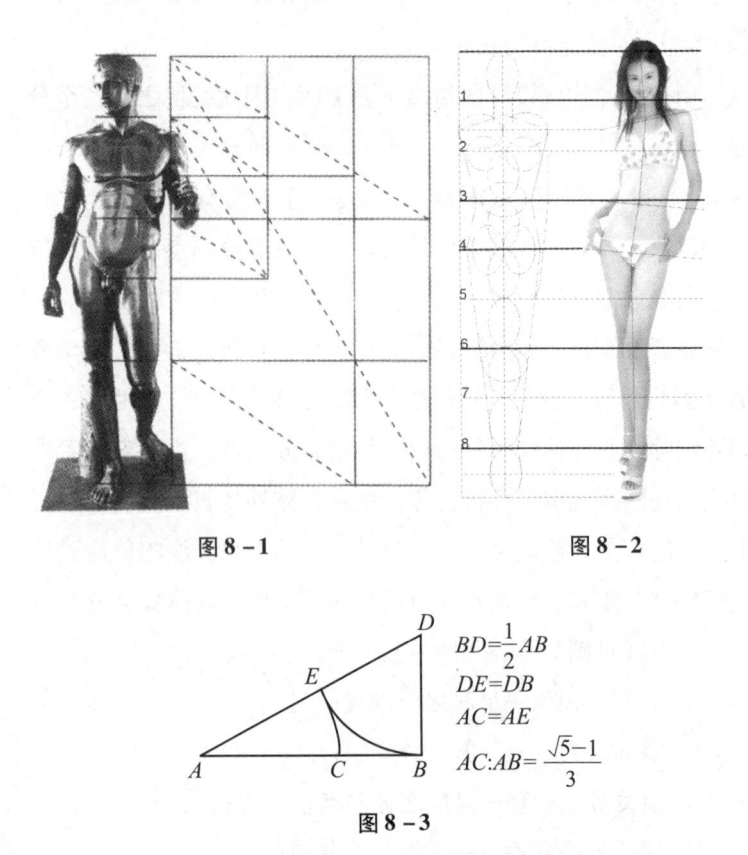

图 8-1

图 8-2

$BD=\dfrac{1}{2}AB$
$DE=DB$
$AC=AE$
$AC:AB=\dfrac{\sqrt{5}-1}{3}$

图 8-3

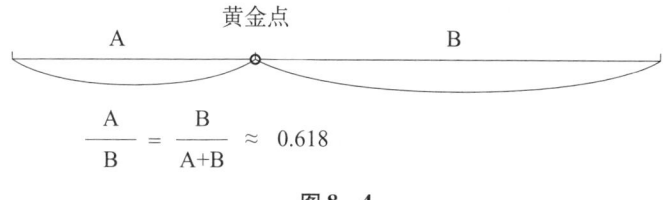

$$\frac{A}{B} = \frac{B}{A+B} \approx 0.618$$

图 8-4

（2）人体对称美：在美学研究中，对称是一种美。

比如，额头、眉毛、眼睛、鼻子、嘴唇、脸颊、肩膀等对称。

（3）人体不对称美：在美学研究中，不对称也是一种美。

比如，额头、眉毛、眼睛、鼻子、嘴唇、脸颊、肩膀等不对称。

2. 关注咨询室的装饰

比如，关注椅子、花卉、挂图、墙壁、天花板、门窗等形状和颜色。

3. 必须客观中立地分析和审美，不能带有自身的情感色彩去描述和判断

比如："我最讨厌这种红颜色了，这种颜色简直让我进入灰色的世界。"自我带有感情色彩地分析事物，是心理咨询和心理治疗中的一大禁忌，因此心理咨询师或心理治疗师必须引导求助者逐渐脱离带有个人感情色彩地分析、判断、评价事物和自己的身躯。

4. 尽量让患者在大脑中能够保持和提取中性、正性客观的外物表象

5. 可以启动患者有趣的、美的外物表象，让患者体验有趣的、美妙的外物表象

6. 形成习惯，独立地关注客观外物表象
7. 走出咨询室开始训练关注咨询室以外的外物表象
8. 形成习惯化，关注咨询室以外的外物表象
9. 患者必须坚持至少 1~2 个月，有意识正性表象才能逐渐转化为正性无意识的表象状态，因为有意识和无意识可以相互转化

正性表象进入患者的记忆系统是非常的重要环节，也是平衡记忆内容的重要一环，患者的记忆内容无论是外显记忆还是内隐记忆，对患者淡化、稀释或模糊过去负面的记忆内容都会起到积极的促进作用。

第二节 武术阴阳平衡模式心理平衡的支撑点分析

一、找出心理平衡的支撑点

武术阴阳平衡模式心理治疗最为关键的就是如何找到患者心理平衡的支撑点，这是治疗过程中的关键点，既是重点，也是难点。抑郁症患者虽然具有共同的特征，但每位患者深层次的问题形成原因都有所不同，比如成长的外部环境：如家庭环境、经济环境、学校环境、人际环境；内部的心理环境：如目标和追求、愿望和奋斗史、成长史、成长的个性和认知、个体心理体验等。在家庭环境中，父母是否离异、是否得到父母的关爱、父母是否常常打斗和争吵，父母要求严格程度是否在适

度范围内，有的父母或长辈对孩子过分的地严格要求卫生，致使强迫洗手；有的家长过分严格规定摆放日常用品固定的位置，致使强迫摆放行为。因此，找出家庭环境的平衡支撑点，也是非常重要的参考点，不同患者心理平衡的支撑点有所不同，因人而异。

第一类，经历负性事件太多，以正性事件为支撑点。以正性记忆内容为能量，填充平衡为支撑点。

第二类，追求目标太大或太多，超过自我实际能力，但没有付诸行动未能实现，以阶段性行动为支撑点，尝试用正性行动转化动力能量，以填充空虚或虚荣的强迫观念。

第三类，性格多愁善感，自卑、失望或绝望，应以建立坚强意志为支撑点，以武术搏击技能训练正性能量填充平衡。

第四类，自我关注过度，非常在意别人的评价，主客关注失去平衡，以客观（客体）关注为支撑点。

二、负性事件的记忆内容是难以消除分析

抑郁症患者负性事件的记忆内容难以消除，其认为的负性事件，在我们一般人看来不一定认为是负性事件，我们正常人甚至认为是可以不屑一顾的事件或忽略不计的事件，但抑郁症患者会把这些事件无休止地扩大化、延伸复杂化，有的甚至演化成幻觉性质的事件出现，这就成了在临床上非常棘手的问题。靠药物治疗是难以把患者这些所谓的负性事件或负性内容在记忆中消除的，因而患者会周而复始产生负性情绪。许多情绪心理专家在研究中发现，抑郁症患者在负性记忆不断增强的状态下，正性记忆内容就会不断受到阻碍，这是抑郁症患者容

易产生心理失衡的重要因素。

现在不能消除患者的负性事件或负性内容的记忆,只能找到平衡支持点,才能达到阴阳平衡。比如,一位患者在官场的失意导致抑郁情绪的出现,不可能让其忘记在官场中的负性事件,如果患者越想得到官位,负性情绪产生的可能性就越大。官场失意的抑郁症患者失去的不是官位,而是官场的利益和所谓的地位尊严之争,是由于过度自尊而产生抑郁情绪。过度自尊心理,这是找寻心理平衡支撑点的切入口。因此,在心理治疗过程寻找心理平衡的支撑点是我们心理工作者重要的一个环节,是不能忽视的工作。

第九章 武术阴阳平衡模式心理疗法能量转化

任何物质的能量都可以相互转化,心理能量也不例外,也可以做到能量转化,达到心理治疗的理想效果。有些求助者在心理辅导或心理治疗过程中,采用心理能量转化达到心理能量平衡效果会更好一点,比如强迫症、神经性抑郁症等,本书采用就是这种阴阳(正负)能量转化达到心理平衡的模式,下面具体介绍能量转化的分析。

第一节 心理能量转化概述

能量转化是指一种能量转化成另一种能量,心理能量转化是指由于一种心理活动变化过程产生动力能量,转化为另一种心理活动变化过程的动力能量。在心理学中所指的心理现象、心理活动,或心理都是同一个意思(内涵)。心理就是动态现象,存在一种动力能量,比如,在认知过程中的感知、思维、记忆、想象等。在情绪过程中的愤怒、仇视、敌意、恐惧、悲伤、快乐等。在意志过程中的果断、犹豫、坚强、软弱等,在气质的动力特征方面注意转移速度、情绪强度和忍耐程度等,性格是个体后天习惯化的行为特征,其实是一种心理能量。

上面这些都是心理能量，它们之间是可以相互转化的。比如，爱恨交加，爱的能量在一定条件下可以转化为恨的能量，兴趣爱好可以转化为行为动力和意志。

案例 1

求助者，李某，女，25岁，汉族，大学文化，衣装整洁，无病史，出生顺产，家庭经济条件良好，父母均是公务员。李某的男友刘某，李某很喜欢刘某。李某与刘某开始恋爱时，李某在爱情的能量驱动下，李某可以为刘某付出很多，甚至超出李某能力的范围，因此，李某为了爱情产生了很大的动力能量，经过一段时间后，刘某却提出分手，刘某不想继续与李某谈恋爱，李某却不愿意分手，李某认为自己为了爱情付出很大的代价，并表示很爱刘某，刘某却决意要分手，并且一定要离开李某，之后刘某不再继续与李某来往。因此，李某就非常恼火，愤怒地问："为什么刘某不再爱我？"从此，李某就对刘某产生恨意，李某甚至扬言要杀掉刘某。刘某听到此言感到非常害怕，更加不想见到李某。李某开始失眠，认为自己的爱已经付出很多却收不回来，情绪低落、怀恨在心，不想上班，不想与别人交往，还常常出现头晕、肚子不舒服、饭量下降等情况，李某自杀的倾向日渐严重，后来送进某医院被诊断为神经性抑郁症，经过一年的药物治疗，效果并不明显，李某恨刘某的情绪变得更加严重，李某慢慢地视刘某为一生之敌。

案例1中的李某，爱的能量逐渐转化成恨的能量，李某心中的恨转化为敌对情绪，说明心理能量是可以转化的。李某在爱的驱动力作用下，爱的能量也在持续发酵，根据力学原理，在作用力的状态下就会出现反作用力。刘某突然提出分手，李某爱的驱动力突然受阻时，就会产生爱的反作用力，这个反作用力就是恨，爱的驱动力有多大，爱的反作用力就会有多大，李某心里产生的恨的驱动力就有多大。因此，爱的能量转化为恨的能量，这就是所谓"恨缘于爱"。

心理是大脑对客观事物的主观反映，大脑是心理的器官，心理活动的机能是大脑，大脑官能也是身躯躯体的一部分，也是物质的。心理活动是通过大脑神经系统对客观刺激下的反应，这种反应就是心理信息反应，通过大脑神经系统的反应，也就是物质的和化学的反应过程，才能产生心理现象或心理活动。

因此，心理活动或心理现象也是运动的，心理活动也可以被称之为"心理运动"。心理运动系统，必须有生理运动过程和物质运动过程的参与，人体的这些心理运动，都在人体的躯体中完成，完成心理运动的整个过程是能量转化的过程，心理活动就是一种心理能量的转化过程。

一、物质能量转化

根据能量守恒定律，能量既不会凭空产生，也不会凭空消失，它只能从一种形式转化为另一种形式，或者从一个物体上转移到另一个物体上，在转移或转化过程中其总量保持不变。

能量守恒定律，是自然界最普遍的基本定律之一。从物理运动、化学反应、地质变化和地壳移动、生物的发生和进展，整个宇宙天体的变化运动，原子核内部能量运动，人体形成前的胚胎发育和成长过程，只要有能量转化，都离不开能量守恒规律。从日常生活到科学研究、工程技术等方面，这一规律都发挥着重要的作用。人类对各种能量，如煤、石油等燃料以及水能、风能、核能等的利用，都是通过能量转化来实现的。能量守恒定律是人们认识自然和利用自然的科学依据。

（1）自然界中不同的能量形式与不同的运动形式相对应：物体运动具有机械能、分子运动具有内能、电荷的运动具有电能、原子核内部的运动具有原子能等。

（2）不同形式的能量之间可以相互转化：摩擦生热是通过克服摩擦做功将机械能转化为内能；水壶中的水沸腾时水蒸气对壶盖做功将壶盖顶起，表明内能转化为机械能；电流通过电热丝做功可将电能转化为内能等。在不同形式的能量之间是可以相互转化的，并且可以通过做功来完成这一转化过程。

（3）某种形式的能减少，一定有其他形式的能增加，且减少量和增加量一定相等；某个物体的能量减少，一定存在其他物体的能量增加，且减少量和增加量一定相等。

二、心理能量转化分析

我们大脑中的神经系统是带有静电的，当神经元或大脑内外受到刺激时，在客观或主观的刺激状态下就会出现相对的反应，这是神经系统在静电的作用下完成的反应，这种反应在心理学上称为"心理反应"，或称之为"心理活动"，通常也称之为"心理现象"。

无论是心理反应还是心理活动或现象，根据物质唯物论都可以看成是能量转换或能量转化：

爱转为恨：爱得越深，恨得越深。

友善转为敌对：付出的友善越多敌意越大。

希望转为失望：希望越大，失望越大。

认知能量转化为情绪能量。

需求转化动力行为。

情绪能量转化为意志能量。

比如当一个小孩的 A 行为受到表扬时，其 A 行为就可能会得到加强，也就是 A 行为的能量就会增加。如果 A 行为常常得到表扬，A 行为能量增加到一定程度时就可能转化到其他行为能量。比如当一个小孩的 A 行为受到批评时，其 A 行为可能会得到压制或递减，也就是 A 行为的能量就会积压或囤积，其行为可能转化为其他行为，其积压的或囤积的能量转化为其他能量。

因此，心理活动本身就是心理能量内部与内部、内部与外部、外部与内部相互转化的过程。在心理咨询或心理治疗过程中，心理咨询师或心理治疗师惯用"消除负性记忆"之类的说法；而在实际生活中，无论是正性心理还是负性心理所产生的记忆内容都会留下痕迹，在大脑中是很难消除的，甚至是不可能完全消除的，特别是重大事件，消除其负性记忆是难以做到的。情绪心理问题所产生的情绪能量只能转化，如果个体的负性情绪逐渐增加，负性情绪能量也会随之增加，正性情绪就会受阻而逐渐消减，正性情绪能量也会逐渐消减；反之，正性情绪逐渐增加，正性能量也会随之增加，负性情绪就会受到抑制而逐渐消减，负性情绪能量也会逐渐消减。

因此，抑郁症患者只有在正负情绪达到平衡的状态下，或者正性情绪和正性情绪能量大于负性情绪和负性情绪能量的状态下，患者的情绪心理才能稳定下来，才能逐渐恢复到正常的心理状态；否则，就是非正常心理状态。

案例 2

杨某，女，25 岁，汉族，大专学历，艺术设计专业，出生顺产，衣装整洁，排行最小。父母健康，并没有遗传病史，父母做小生意，家庭没有发生重大事件。杨某，6 岁时候，独自留守在家，有一天，被一位 36 岁邻居的男性猥亵，后来多次被猥亵，被猥亵之后，不敢告诉父母，杨某把这猥亵事件一直深藏心里。随着年龄的增长，被猥亵的事件的情节和场景在她的脑海中逐渐清晰，甚至扩大，于是她产生了焦虑、紧张、害怕的心理，害怕被别人知道，认为自己已经是不干净的女人，害怕与男性接触，再次遭到性侵。她常常在遇到 30 多岁的男性时，全身就会发抖、哆嗦、紧张、焦虑，手心出汗，全身无力。由于童年的阴影，她晚上失眠，而且常常出现被性侵害和被老男性追赶的梦境，并且在梦境中常常惊醒。其记忆力下降，害怕与男性接触和交流，头晕，肚子疼，经期不调，饮食下降，脸色苍白，说话无力，有主动求助的需求，交流顺畅。现在杨某到了谈婚论嫁的年龄，她很想谈恋爱，但她曾经被性侵害的事件依然记忆犹新，非常害怕与男性接触，不知该如何是好。

杨某曾经受到性侵害事件，她是不可能消除这种负性事件记忆内容的，性侵害程度越大，记忆越深，负性能量就越大，负性事件的记忆就越难消除，甚至终生不忘。消除她童年记忆中被性侵害事件的可能性是不大的，无论是在童年发生的，还是少年、青年、成年、晚年发生的，都不可能消除负性事件的记忆。只有这种可能，杨某受到被性侵害事件引发的心理问题能量转化为其他心理能量，有可能转化为抑郁、焦虑、恐惧、愤怒、敌对、报复、失眠等负性动力能量；也有可能转化为积极奋斗、努力地工作、积极地赚钱等正性的动力能量。如果出现那些负性动力能量，杨某的心理能量就是失衡的，是不健康的，甚至不正常的；如果转化为这些正性动力能量，而且达成现实的财富和成就，杨某的心理能量就是平衡的、是健康的。

那些囤积的负性心理能量没有及时地转化，即正性能量与负性能量失去平衡，就会伤害人的心理和生理。在心理辅导、心理咨询、心理治疗前，心理治疗师或心理咨询师就应该分析负性能量已经囤积了多长时间，负性程度有多大，即必须采用合适的心理量表测量处理，采取合适的模式进行转化，消除负性心理能量的可能性不大，只有将负性心理能量转化为正性心理能量，杨某才有可能积极乐观起来。

心理过程主要包含认知过程、情感过程、意志过程，它们之间不是相互独立的，而是可以相互转化的过程。

1. 感觉知觉的能量转化

心理患者在受到刺激情况下所感知的记忆内容，由于每位患者的感受能力不同，所产生的心理能量就不同，特别是失眠患者，感觉能力很强，所产生的能量也就很大。比如，头发与枕头摩擦的声音,健康的人对这样的声音往往会忽略,感觉不到有摩擦声,可是失眠患者能非常清晰地听到头发的摩擦声,这是非常痛苦的,并且这些微小的声音会干扰个体的正常休息。这时,患者把痛苦的感觉和不能入睡的困惑能量转化为情绪能量,在这种状况下的情绪就容易被激怒,就会转化为负性情绪能量。正性的记忆能力就会受到抑制而随之下降,负性记忆容易增强。因此,处于失眠状态的人往往强迫联想强度提高,负性想象能量提高,于是转化成为想象挫折,正性想象受阻也随之下降。长此以往,患者就会晚上不能入睡,白天没有精神,阴阳失衡现象就产生了,致使患者负性情绪进入恶性循环。心理动力能量关系见图9-1。

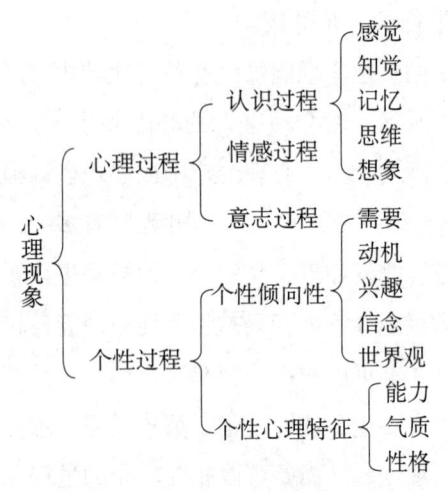

```
                        ┌ 认识过程 ┌ 感觉
                        │         │ 知觉
                        │         │ 记忆
                        │         │ 思维
            ┌ 心理过程 ┤ 情感过程 └ 想象
            │         │
            │         └ 意志过程
心理        │                    ┌ 需要
现象 ┤                           │ 动机
            │         ┌ 个性倾向性┤ 兴趣
            │         │          │ 信念
            └ 个性过程┤          └ 世界观
                      │          ┌ 能力
                      └ 个性心理特征┤ 气质
                                 └ 性格
```

图9-1 心理动力能量关系

2. 抑郁症患者记忆能力的转化

抑郁症患者的主要心理特征是多愁善感,记忆下降,忧心忡忡,对前途悲观失望,觉得生活索然无味;情感低落,思维缓慢，语言动作减少、迟缓，晚上失眠、白天乏力，工作效率低和内感性不适，并且对任何事情都没有兴趣，严重者会产生自杀倾向或自杀行为。人际交往能力滞后，自我封闭，不爱交往。另外，自尊心过强，过度关注自我和在乎别人的评价。气质属于抑郁型气质，敏感，细腻，属于内倾性性格。最大的问题就是性格问题，对任何事情都凭情感去判断，用自身的情感色彩去感受体验，只会感情用事；不能理性、客观、科学地分析问题，整天思考一些毫无意义的事情，沉浸在自我感情世界中，不能自拔。久而久之，有意识情感世界逐渐转化为无意识的不能自控的负性情感世界，这样就引发负性情感能量积压。

另外，根据笔者二十多年的临床个案观测和抑郁症患者自述，抑郁症患者日夜都在自我的情感旋涡中走出不来，日夜兼程于情感旋涡中苦苦挣扎，非常痛苦，进而引发失眠等症状，这就是阴阳不分、阴阳失衡。抑郁症患者不爱体育运动，日夜兼程所囤积的负性情绪能量就无法发泄出去，即负性情绪能量没有转化出去。

无论哪种类型的抑郁症患者，其将自身的负性感觉内容转化为负性记忆内容，负性记忆内容通过储存编码后，进入负性思维和有意、无意的想象，甚至想象出将来不存在的负性事件发生，这就是想象挫折。想象挫折频繁出现，也会产生自动化负性想象的画面，并且这些想象画面又会转化为负性记忆内容，负性记忆内容重复囤积，产生大量的负性情绪，这样不断重复转化，致使负性情绪进入恶性循环。

这些负性心理能量长时间（6个月以上）循环转化，负性认知能力逐级上升为负性情绪能量。这种负性情绪能量逐渐转化为一种具有毒性的能量，就是指苯基嘌呤（Benzapyrene）与甲基胆非（Methylene）。

许多医学研究证明，负面情绪产生的毒素主要是苯基嘌呤与甲基胆非，这两种都是致癌物质，香烟内也含有苯基嘌呤。医学实验证明，用很少量的苯基嘌呤喂白老鼠，如果初次白老鼠，白老鼠的体素可以抵抗而消灭，如果连续喂苯基嘌呤，白老鼠就会得胃癌与白血病等癌症，最终导致死亡。

另外，从医学研究中得知：动物的肉里面含有一种"毒素"，它是一种很强的致癌物和衰老因子，它存在于任何经历过痛苦的动物细胞中，且无法消除。

3. 负性情绪的能量引发不良后果

负性情绪的能量引发的不良后果，主要体现在以下几个方面。

（1）引起胃溃疡。在负性情绪能量的作用下，容易生气，生气时脑细胞就会工作紊乱，引起交感神经兴奋，并直接作用于心脏和血管上，使胃肠中的血流量减少，蠕动减慢，食欲变差，严重时会引起胃溃疡。在心理咨询或心理治疗过程中，患者自述饭量下降、胃不舒服、胃痛、肚子痛等肠胃问题就是负性情绪引起的，严重的患者用餐时会有呕吐现象。

（2）加快脑细胞衰老。在负性情绪能量的作用下，愁眉苦脸，皱纹增多，头发脱落，加速衰老。

（3）伤肝。在负性情绪能量的作用下，机体内会分泌一种叫"儿茶酚胺"的物质（去甲肾上腺素）作用于中枢神经系统，使血糖升高、脂肪分解加强，从而造成血液和肝细胞内的毒素增加，脸色呈现橙黄状态。

（4）引发甲亢和失眠。在负性情绪能量的作用下，引发内分泌系统紊乱，使甲状腺分泌的激素过多，甲状腺功能亢进。甲状腺是身体中参与新陈代谢的重要器官，当人感觉到热血沸腾的时候就是甲状腺受到刺激了，久而久之会引发甲亢和失眠。抑郁症患者几乎都会失眠，每天难以入睡，甚至产生强迫联想和强迫回忆，这样更加重了患者的失眠。

（5）伤肺。在负性情绪能量的作用下，情绪冲动增强，每分钟流经心脏的血液猛增，对氧气的需求也就增加，肺的工作量骤增。同时由于激素作用于神经系统，使得呼吸急促，甚至出现过度换气的现象，肺泡不停地扩张，没时间收缩，也就得不到应有的放松和休息，从而危害肺的健康。

建议：专注地、深而缓慢地呼吸五次，感受吸进呼出的空气的温度变化。这样的呼吸可以让肺泡得到休息，充足的氧气还可以改善大脑的状态，帮助我们冷静下来。

（6）损伤免疫系统。在负性情绪能量的作用下，把身体内的胆固醇转化成的"皮质固醇"，就是指可体酮或称可体松。"皮质固醇"是一种压力蛋白，如果在身体内积累过多，就会感染免疫细胞的运作，让身体的抵抗力下降，甚至会让免疫系统昏了头去攻击身体的正常细胞。因此，抑郁症患者体质虚弱，食欲减退，无力无神，不想运动，免疫功能下降，致使负性情绪进入恶性循环。

如果情绪的负性能量，能够用正能量或中性能量去冲淡、稀释、覆盖、填充、平衡、转换，就可以使患者朝正性方向发展，而且效果比较理想，病情复发率低。

第二节 心理能量转化具体操作概述

一、主观（主体）与客观（客体）分离

在前面章节中已经阐述过此类理论，抑郁症患者对自我的关注是过度的，过度强调自我感知，自我主体的情绪情感过度投射于客体事物，从而触景生情和触景伤情，产生负性情绪情感和负性情绪能量，并达到无法控制的自动化。抑郁症患者的正负情绪失衡，即自我和本我是失衡的，主体和客体的关注是失衡的，而且抑郁症患者的信息刺激大部分来自于视觉和听觉。因此，对抑郁症患者可采用主观（主体）与客观（客体）分离的技术进行心理能量转化。

抑郁症患者对客体和主体的感知，常常是以负性情绪色调方式进行主观自我体验，其是以悲伤、失落、孤独等负性情绪反映，比如，秋季的花朵、树叶（落叶）、秋草、秋水、秋河、秋风、秋空、秋树、秋虫、秋声，春季的春雨、春风、春草、春花、春空、春色、春虫、春河、春声，这些都是抑郁症患者的负性情绪的投射对象、触景伤情的对象。

抑郁症患者看到（视觉刺激）的秋叶是飘落的，情绪也是失落的，采用负性感情视觉去反映秋叶信息，把自我的失落、失败、失意与秋叶联系起来，并且进行加工改造，形成新

的悲伤形象,这也可能是强化抑郁症患者自杀倾向和行为的刺激来源,引起生命的坠落与秋叶的坠落色调相关的联想,秋叶的飘落的色调与爱情的失恋、失爱联想在一起:"失落的我正如飘零的花朵,我的生命也就开始枯黄,如秋虫一样寂寞,如秋树一样孤独地站在秋草旁。""春雨悄悄地下了,无休止地从天空滑落,淋湿了刚刚绽放的春花,也淋湿了我不眠的思念,我春天的梦想刚刚开始就被淹没。"这些色调的反应是抑郁症患者感知转化而来的负能量投射,抑郁症患者把主观的负面情感投射到秋风和落叶的色调中,常常把生命的坠落投射到落叶的色调中去。因此,负性情绪强度就加强了,情绪的负性能量就会增加。患者单靠药物治疗很难把这些感知能量进行转化,服药只是让患者暂时停止感知的控制,一旦停止用药,患者的负性感知又会开始。比如,"春花秋月何时了,往事知多少?小楼昨夜又东风,故国不堪回首月明中!雕栏玉砌应犹在,只是朱颜改。问君能有几多愁?恰似一江春水向东流。"这句词抒发了南唐后主李煜的抑郁情绪,充分体现了囚徒生活的无奈和悲凉。"独自莫凭栏,无限江山,别时容易见时难。流水落花春去也,天上人间。"此句生动体现了诗人李煜对于亡国的痛心和对故国的怀念悲伤情绪,具有强烈的情绪感染力和驱动力。

二、主观(主体)与客观(客体)分离技术操作

第一步 当抑郁症患者的视觉受到这些"在秋风凋零的季节和百草众生春季"的色调信息刺激时产生感伤和悲伤情绪,应该及时进行转化。负性能量转化操作如下:

比如，在秋风凋零的季节色调：花朵、树叶（落叶）、秋草、秋水、秋河、秋风、秋空、秋树、秋虫、秋声。

在百草丛生春季色调：春雨、春风、春草、春花、春空、春色、春虫、春河、春声。

（1）心理治疗师要求患者计算秋叶从树上落到地面上的时间长度（时值）。

（2）用尺子去度量秋叶的长度（也可以目测）。

（3）每一片秋叶的黄色程度，一片秋叶与另一片秋叶对比正反两面条纹数量，每一分钟落下秋叶的数量等，这些感知反应不带有任何个人情绪进行记忆，在大脑中留下的表象全是中性的和正性的形象。

第二步　引导抑郁症患者明确计量时间和树叶长度，将树叶之间的条纹数量进行比较，不可以带有个体的任何负情绪的感知，只辨认秋叶的颜色程度、正反两面条纹数量等（可以目测方式）。观察秋雨也是如此，只是观察雨点从空中落下的长度，形成雨条状的重度、能见度、雨条的间距（可以目测方式）。

第三步　要求患者不断地转化类似客观刺激物，不带有个人的任何负性感情色彩进行观察。必须客观、科学地分析客观物质的结构，绝不能用个人情绪情感投射相联系。

这样才能摆脱感知视觉的负性表象、记忆内容的困扰，逐渐将负性能量转化为正性能量和中性能量。阻断触景生情的主观负性情感，转化负性情感能量，重新建立新能量，去填补、稀释原有的积压的负性情感能量。因为人们神经系统的神经元是靠静电转化吸收或传递信息所产生的能量，进而推动个体的心理行为、心理活动。

通过上面三个步骤过程的能量转化，就是好比稀释过程。稀释，来源于化学术语，在溶液中再加入溶剂使溶液的浓度变小的过程，也是指在溶液里面添加溶剂之后，将溶液浓度变低的意思。这里是指使负性情绪强度慢慢变轻减弱。例如：在盐水里面加水，盐水就变淡了，这个过程就是"稀释"。稀释用在情绪感情里面，就是把重度的情绪能量逐渐向轻度情绪能量改变的方式。

三、武术阴阳动力能量转化步骤分析

在前面章节内容中已经阐述过武术阴阳平衡模式心理原理，武术阴阳平衡模式就是一种能量相互转化、相互消长的过程。这种转化过程是个体物理运动系统承载着生理运动和心理运动，同时是个体的生理系统运动能量和心理系统运动能量完成转化的过程，是整体性和系统性彼此影响和相互转化的过程，而不是一个独立的过程。

第一，在训练动力能量转化过程时，必须强调注意力集中于某种动作规范和平衡，排除其他无关信息的刺激和干扰，最重要的是排除负性的自我刺激的干扰。武术阴阳动力能量转化没有负性情感参与，只有正性和中性情绪补充或填充的特征。

第二，武术阴阳平衡动力能量转化，最重要的是要特别强调平衡动力能量的补充或填补，覆盖或稀释个人长时囤积的负性情绪能量。

第三，武术阴阳平衡动力能量转化，每天稀释负性感知、记忆、情绪、想象等表象内容产生的负性能量，强调覆盖和稀释的持续性，最终达到阴阳平衡的心理模式。

第四，武术阴阳平衡动力能量转化，释放抑郁症患者胸闷产生的闷气，避免因负面情绪而产生毒素苯基嘌呤和甲基胆非。

抑郁症患者常常感到胸脯之间有一股闷气囤积在里面，上不来也下不去：在心理上让人非常苦闷；在生理上会造成胃胀、胃痛、食欲不振等症状。抑郁症患者身体中的物理系统、生理系统、心理系统都是存在问题的。因此，心理咨询师或心理治疗师在治疗过程中，首要思考的问题是如何转化负性能量为正性能量，这是心理工作者的主要任务和目标。

第三节 武术阴阳动力能量转化实施的具体操作示范

武术阴阳平衡动力能量转化，最常用的七种武术阴阳平衡动力转化操作示范介绍如下：

一、左右仆步压腿能量转化

1. 作用

其作用为：使左阴右阳的能量转化达到平衡。

2. 步骤

右腿屈膝全蹲，全脚着地；左腿向左侧伸直，脚尖内扣；两手分别抓住两脚脚背，成左仆步；腰部挺直，左转前压，左右仆步交替进行。

一般要求为：先左后右，左右连续各做 3~5 次。

3. 内外放松

做完左右仆步压腿动作后，必须自然站立，两脚开立，与肩同宽，头要正，颈要直，两肩要平，目视前方，自然深呼吸 3~5 次。做右边时与左边相同。

4. 动作要点

直腰抬头，一腿全蹲，另一腿伸直，两脚压紧地面。如果头能够向伸出的脚靠拢，效果最好（见图 9-2、图 9-3）。

5. 注意事项

每次做动作时必须放慢，不能快，保持自然呼吸。

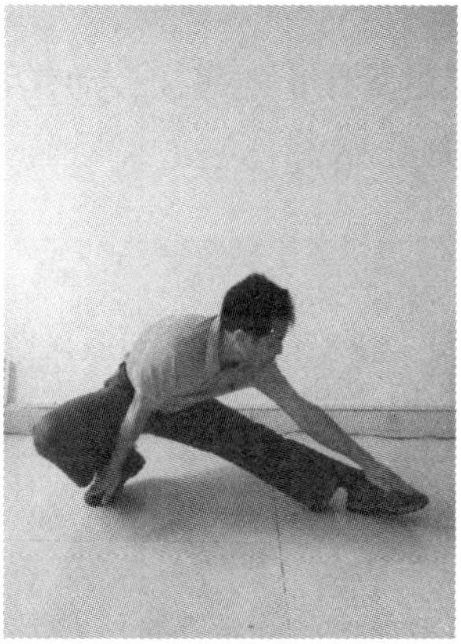

图 9-2 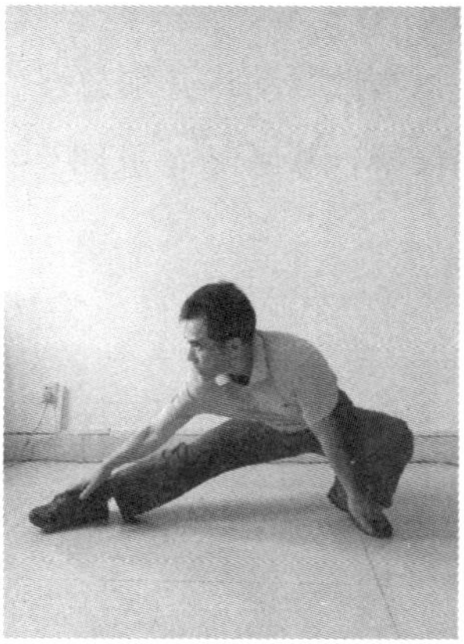   图 9-3

二、前俯腰能量转化

1. 作用

其作用为：使上阳下阴能量转化达到平衡。

2. 步骤

并步站立,两手十指交叉,直臂上举,手心向上;上体前俯,挺胸,塌腰,两手尽量触地。再两手松开,用两手绕过双腿,抱住两脚跟部,尽量使自己的上体、脸部贴紧双腿,此动作连续做3~5次。

3. 内外放松

每次做完后必须自然站立,两脚开立,与肩同宽,头要正,颈要直,两肩要平,目视前方,自然深呼吸三次。

4. 动作要点

两腿挺膝伸直,上体前俯时,挺胸、塌腰、收髋。

5. 注意事项

每次做时动作必须放慢,头部尽量往小腿靠拢,动作不能快,保持自然呼吸(见图9-4~图9-6)。

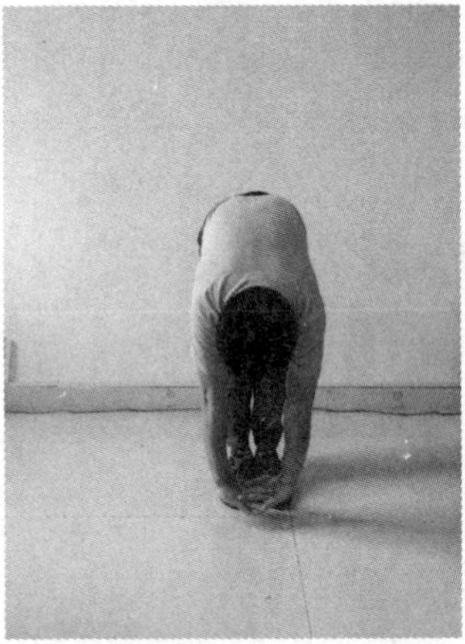

图9-4 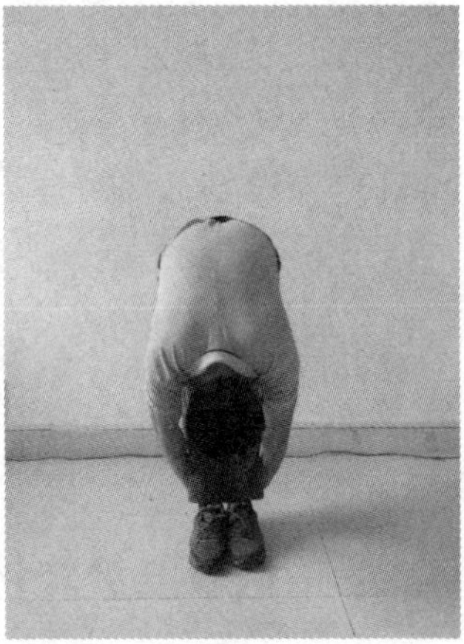　　　　　　　　图9-5

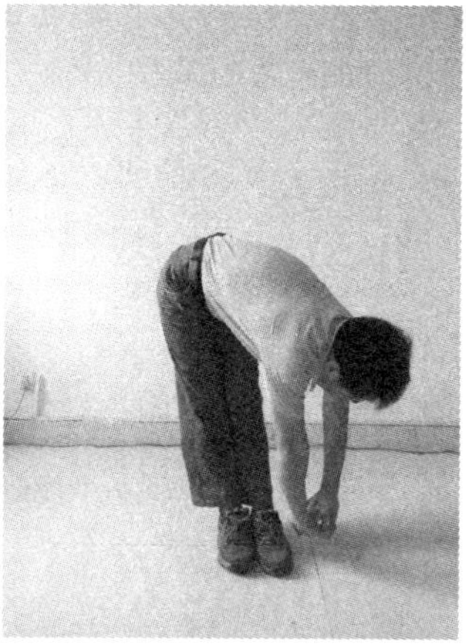

图 9-6

三、甩腰能量转化（天人合一）

1. 作用

其作用为：使背阳腹阴能量协调平衡，上阳下阴能量协调平衡，即任督二脉能量协调平衡。

2. 第一步骤

开步站立，两臂伸直前举，向上举，掌心相对相向，以腰为轴，两脚站稳，仰头（头尽量往后仰），整个身躯成弓形状（时间为 8～10 秒），尽量张开口，连续吐气三次，然后再上体做前后屈和甩腰动作，两臂也随之甩动。连续做三次。

3. 动作要点

两腿伸直，开立，与肩膀同宽，腰部放松，后甩时抬头挺胸，甩腰动作紧凑而有弹性。整个身躯成弓形状，时间必须在 8～10 秒左右，尽量张开口，连续吐气三次，致使丹田（腹内）气流通畅。

4. 注意事项

全身放松，身躯和四肢不能僵硬，尽量放松，自然呼吸（见图9-7、图9-8）。

5. 第二步骤：涮腰

两脚开立，略宽于肩，上体前俯，以髋关节为轴，两臂向左前下方伸出。然后挥动两臂，随上体向前、向右、向后、再向左做翻转绕环。左右涮腰交替进行。

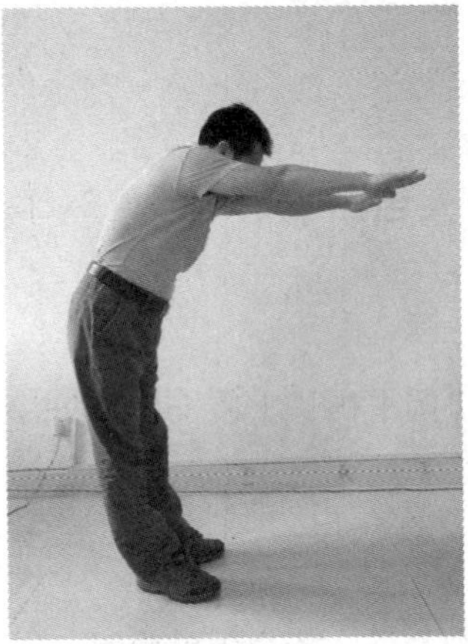

图9-7 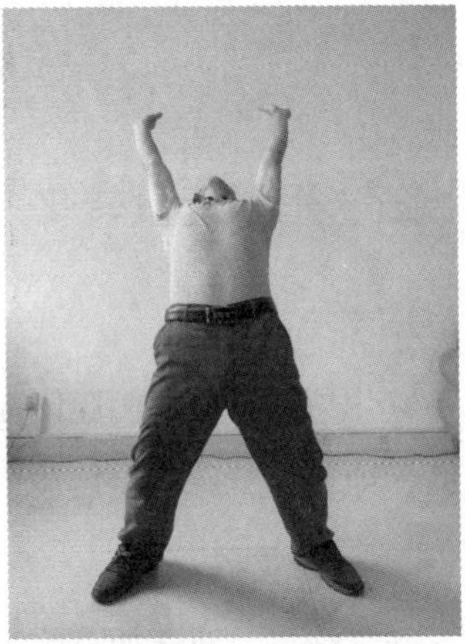　　　　　　图9-8

6. 动作要点

两腿伸直，以腰为轴，翻转绕环圆活、和顺（见图9-9、图9-10）。

7. 注意事项

全身放松，身躯和四肢不能僵硬，尽量放松。两脚站稳，保持自然呼吸。

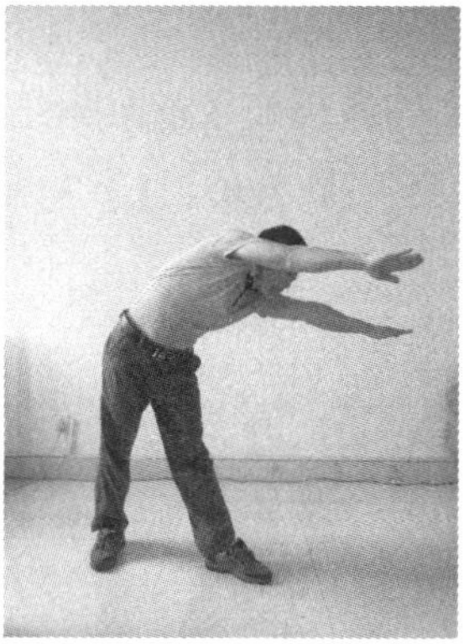

图 9-9 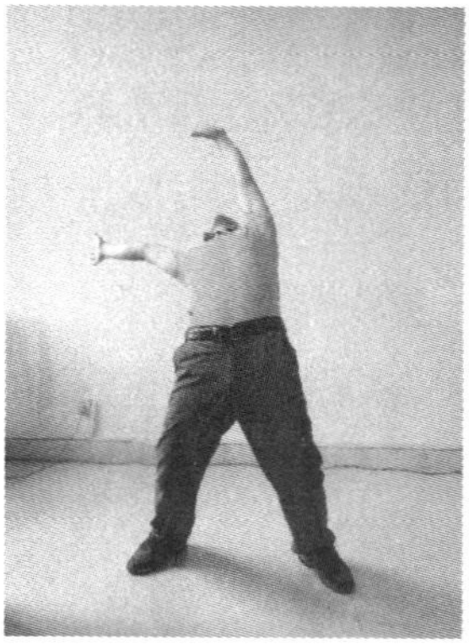　　　　　　图 9-10

四、正压腿压肩能量转化

1. 作用

其作用为：使背阳腹阴能量协调平衡，上阳下阴能量协调平衡，即任督二脉能量协调平衡。

2. 步骤

面对一定高度的物体，左脚跟放在物体上，脚尖勾起，两腿伸直，两手扶按在左膝上，或用两手抓握左脚，然后上体立腰，向前下方振压，用头顶尽量触及脚尖。两腿交替进行。

3. 内外放松

每次做完左边或右边，必须自然站立，两脚开立，与肩同宽，头要正，颈要直，两肩要平，目视前方，自然深呼吸3~5次。做右边时与左边相同。

4. 动作要点

两腿伸直，立腰挺胸前压。

5. 注意事项

集中注意力于运动的动作,头部和腰部尽量向腿部靠拢,保持自然呼吸。左右腿连续各做5次(见图9-11、图9-12、图9-13)。

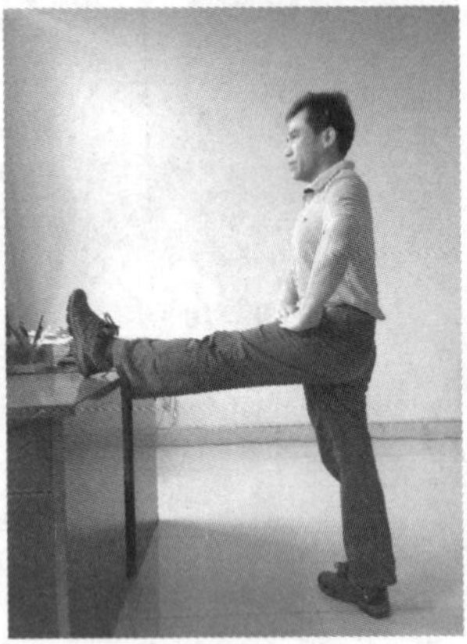

图9-11

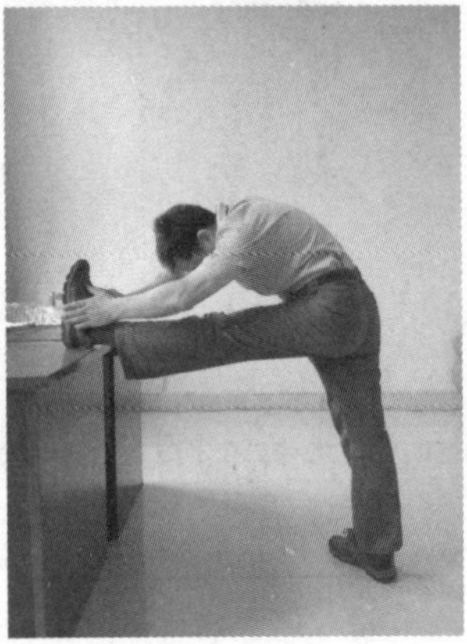

图9-12

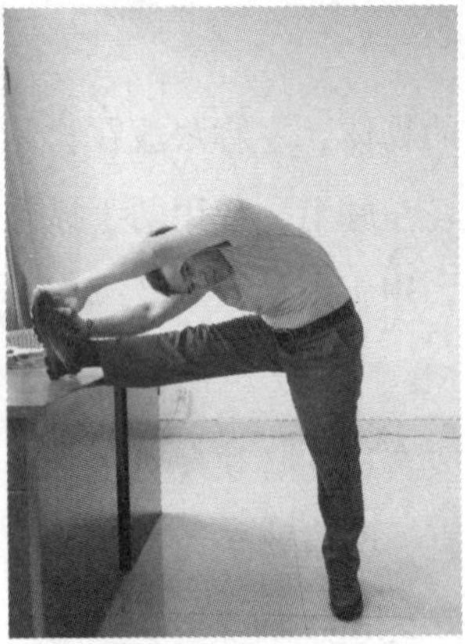

图9-13

五、正压肩能量转化

1. 作用

其作用为:使背阳腹阴能量协调平衡,上阳下阴能量协调平衡,即任督二脉能量协调平衡。

2. 步骤

面对一定高度的物体,两脚开立,同肩宽,上体前俯,两手抓住横杆,抬头挺胸,塌腰,用力向下振压。

3. 内外放松

每次做完后必须自然站立,两脚开立,与肩同宽,头要正,颈要直,两肩要平,目视前方,自然深呼吸3~5次。

4. 动作要点

两腿伸直,肩部松沉,用力震压,力点集中于肩部。

5. 注意事项

两腿距离与肩同宽,两手尽量伸直,并且不能过度用力。腰部可以塌腰或保持水平状态(见图9-14)。

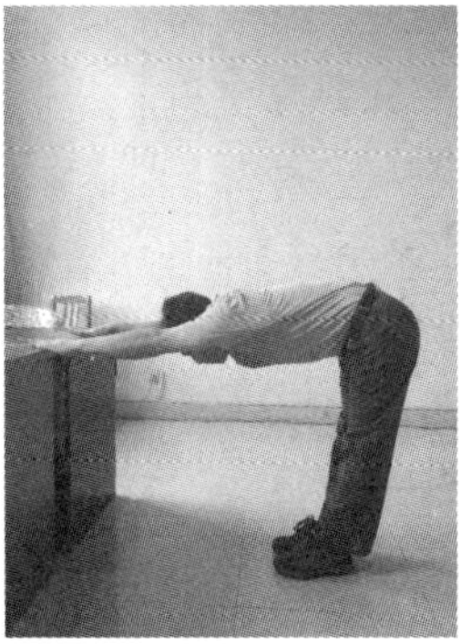

图 9-14

六、正搬腿能量转化

1. 作用

其作用为：使上阳下阴能量协调平衡。

2. 步骤

右腿伸直支撑，左腿屈膝提起，左手扶膝，右手抓住左脚，然后将左脚向前方伸出，直至膝关节挺直，左脚外侧朝前。两腿交替进行。

3. 内外放松

每次做完左边或右边，必须自然站立，两脚开立，与肩同宽，头要正，颈要直，两肩要平，目视前方，自然深呼吸3～5次。两腿交替进行。

4. 动作要点

两腿伸直，立腰挺胸，被搬腿的脚尖勾紧。

5. 注意事项

身躯尽量站直、站稳，动作放慢，目视前方（见图9-15、图9-16）。

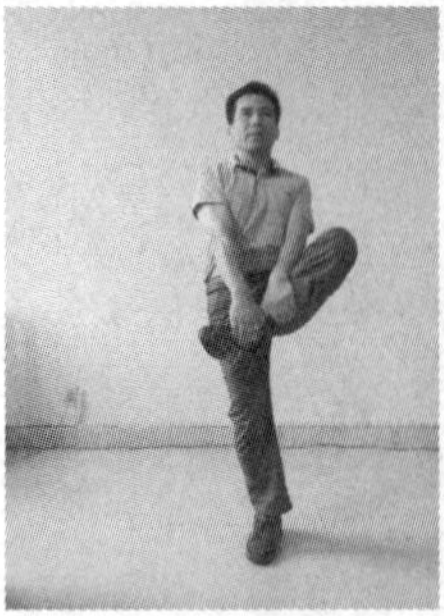

图 9-15 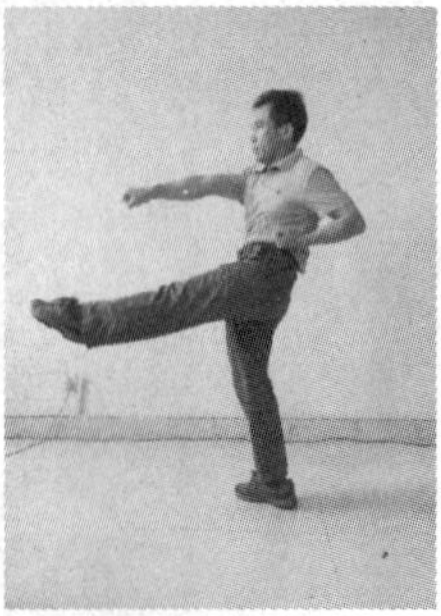　　　　图 9-16

七、俯卧撑拉肩能量转化

1. 作用

其作用为：使背阳腹阴协调平衡，外阳内阴协调平衡。

2. 步骤

两脚开立，与肩同宽，两手直臂扶地，或有50~60厘米高处，间距与肩同宽，两腿并拢伸直（也可以不并拢，与肩同宽），仰头，依靠臂力、肩膀力，用力撑起。尽量用鼻子呼吸。连续做3~5次以上（可以根据自身的能量而定）。

3. 内外放松

每次做完后，必须自然站立，两脚开立，与肩同宽，头要正，颈要直，两肩要平，目视前方，自然深呼吸3~5次。

4. 动作要领

练习者上体前俯，两手直臂扶地或合适高处，臂间距与肩同宽，两腿并拢伸直，两脚的前脚掌着地或合适高处。仰头，腰部用力，屁股用力，腹部用力，不能塌腰，两臂胸前屈伸，上体向前，保持自然呼吸，向后反复移动。

5. 注意事项

根据自身能力而定撑起的次数。开始的一周内，两个肩膀和两腿会产生酸软感，属于正常现象，一周之后即可恢复。抑郁症患者和强迫症患者最为适用（见图9-17~图9-19）。

196　武术阴阳平衡模式心理疗法

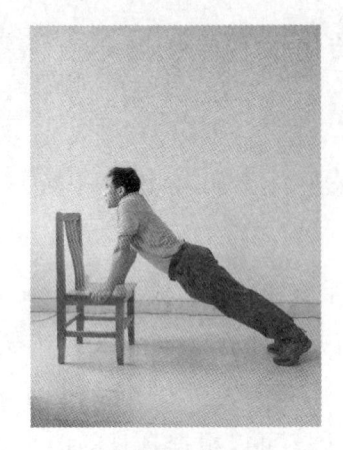

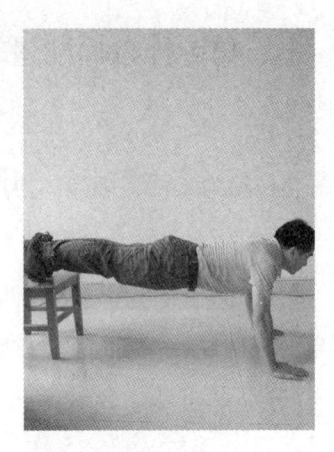

图 9-17

图 9-18

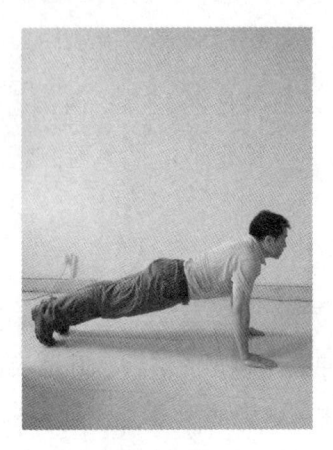

图 9-19

第十章 武术阴阳平衡模式心理能量转化案例分析

第一节 阴阳平衡模式心理能量概述

一、阴阳概说

中国传统中医学关于阴阳学说的应用比较久远广泛,并通过阴阳的对立属性来说明人体各部分的组织结构,如以人体的内部与外部来分类,外为阳,内为阴;以背腹来分类,背为阳,腹为阴;以身体的上下部位来分类,上半身为阳,下半身为阴;以脏腑来分类,胆、胃、小肠、大肠、三焦、膀胱六腑为阳,心、肝、脾、肺、肾五脏为阴;以每个脏器来分类,功能为阳,器质为阴。

二、阴阳对立概说

人体在正常的生理活动中,机能(阳)与物质(阴)应保持对立统一的协调关系。机能活动是以物质为基础的,没有阴质就无从产生阳气,我们人体的物质(阴质)的新陈代谢,必须依赖机能(阳气)的活动。故称为"无阴则阳无以生,无阳则阴无以化",这两者是属于相互依存缺一不可的赖以关系,亦称作"阴阳互根"依存关系。若阴阳不能相互作用而是相互分离,人的生命也就停止了。即所谓"阴平阳秘,精神乃治,阴阳离决,精气乃绝",也就是说,人体在生理活动过程中,(阴)物质与(阳)机能之间必须经常保持相对的动态平衡,否则人体必有疾患。

经络是人体组织的重要组成部分,包括与人体内脏密切联系的经脉和脉络,还有不与脏腑直接相通的"奇经八脉",在生理上具有传输营卫气血、沟通表里、调节阴阳、运行气血,贯穿全身、抵御病邪、保卫机能等功能。

三、武术阴阳平衡模式心理治疗能量转化必须具备的条件

武术阴阳平衡模式心理治疗的能量转化个案,必须遵守心理咨询和心理治疗原则,同时要严格遵守精神卫生法。如果要采用这种心理治疗模式,首先要具备两个先决条件。

其一,心理咨询师或心理治疗师必须具备较好的心理理论知识和心理健康教育理论知识,具有良好的职业精神,还要具备武术基本理论原理和武术基本功基础。

其二,心理患者必须具有强烈的自我求助意识,必须愿意接受这种模式治疗,愿意严格按照心理咨询师或心理治疗师的方式进行治疗。否则,就无法进行心理咨询或心理治疗。

如果患者不愿意接受这种模式,心理治疗师可以放弃对患者的治疗;在做心理咨询或心理治疗过程中发现患者在 20 分钟后没有效果,患者就可能不适用这种模式治疗,心理咨询师

或心理治疗师也可以放弃这种模式治疗。

这里特别强调：如果是抑郁型精神分裂患者（即精神性抑郁症），是不可以用这种模式进行治疗的，因为这种模式对精神分裂症患者是没有效果的，抑郁型精神分裂症患者属于精神分裂类型。精神分裂类型的患者必须接受药物治疗，即使这类患者愿意接受这种模式的治疗也是没有效果的。这种模式主要是为神经性抑郁情绪者和强迫症患者而专门研究设计的技术，因此，这种治疗模式不适合精神分裂症患者。如果是抑郁情绪轻度、中度者效果最好，抑郁情绪重度者治疗时间较长，有的只需一个月，有的需要两个月、三个月，也有的一年才可以康复。重度患者前面三次治疗时间间隔5~7天作为一个疗程，如果有必要的情况下治疗间隔时间密度可以加大，即2~3天或3~4天作为一个疗程，每天都要在睡觉前30分钟完成好训练任务。患者接受三次治疗之后，情绪得到好转，可以间隔10天、15天、20天、30天作为一个疗程，大部分情绪患者4~8个疗程即可康复。

第二节 武术阴阳平衡模式心理疗法能量转化个案具体操作

一、武术阴阳平衡模式心理疗法能量转化个案操作步骤

武术阴阳平衡模式心理疗法能量转化具体案例操作步骤介

绍如下。

第一步，心理咨询师或心理治疗师必须了解患者的心理基本状况。

第二步，初步诊断。

第三步，初步采用武术阴阳平衡模式心理治疗，观测患者是否适应，快速试测心理治疗效果。

第四步，治疗 20 分钟后进行测试：患者自我报告感觉到胸脯间比较舒服，即胸闷症状即减轻、压抑感比原来减轻、呼吸比较顺畅，则表示有效果，就可以继续治疗，并且教会患者使用主观（主体）与客观（客体）分离技术，40～50 分钟完成整个治疗过程。与患者共同制订或商量下一次治疗计划、治疗时间、训练内容。双方遵守原则。

第五步，继续完成第二次心理治疗和试测，复习前次的训练内容，增加 2～3 项训练能量转化内容，即武术阴阳平衡模式的能量转化内容。在第二次治疗结束前，同样试测治疗效果，以便制定下一次武术阴阳平衡模式的能量转化内容，必须强化患者进行主观（主体）与客观（客体）分离技术训练，直到患者康复为止。

二、武术阴阳平衡模式心理疗法能量转化操作步骤说明

1. 武术阴阳平衡模式心理疗法能量转化操作步骤，一共开发出 1350 个步骤和动作，本书只是提供了 130 多个动作图片，还有许多没有展示出来，这些是从中国武术阴阳平衡运动的动作通过笔者多次改良形成并且验证有效之后使用的运动动

作，这些运动动作只是辅助性的作用，具有承载心理能量转化过程其中的一种模式，不属于武术训练，也不同武术训练，属于一种训练动态的心理模式，不能误认为是单纯的武术，否则，会误伤来访者的身体和心理，不但没有治疗效果，反而加重来访者的心理负担，形成负面负性情绪，适得其反。

2. 武术阴阳平衡模式心理疗法能量转化，是一种心理治疗模式，以患者的心理能量转化原理进行心理治疗，尤其是主体与客体分离技术，是相对静态的心理能量转化的模式，不能单独使用，必须是协同使用，承载着患者在无意中改变了原有的负性心理能量静态转化过程，是心理平衡的静态载体转化技术。

3. 必须正确理解和掌握武术阴阳平衡模式心理疗法能量转化操作步骤，针对不同抑郁症患者个体采用不同步骤，使用不同的承载体进行心理能量转化，不是千篇一律的，针对每一位抑郁症患者情绪强度不同，采用的步骤和承载体也应该做出相应的调整。心理工作必须正确理解和掌握抑郁症情绪的原理，才能更好地正确使用这种模式进行心理治疗。

4. 武术阴阳平衡模式心理疗法能量转化，必须严格学习和培训之后，才能采用这种模式进行心理治疗，否则，错误使用，会影响心理治疗效果。因为每一个阴阳平衡运动的动作承载着不同的心理能量转化作用，动态和静态的承载体承载着不同功能，也是相互转化的过程，在操作步骤和过程并未做出详细阐述，是为了避免节外生枝的文字干扰武术阴阳平衡模式心理疗法能量的过程表达。

第三节　武术阴阳平衡模式心理治疗案例报告

案例 1

抑郁症患者心理咨询案例报告

一、一般资料

潘某，女，汉族，潮汕人，本科，23岁，2009级英语教育专业，身高1.56米，精神显得非常疲惫，说话无力，声音小，穿着还算整洁。父母健在，有稳定的工作。家庭经济状况良好，能够进行正常的社会交往，有礼貌，未谈过恋爱，没有男朋友，月经不正常。

二、主诉和个人陈述

主诉：自卑，失眠，没有精神，记忆力下降，多愁善感，情绪抑郁，食欲不振，很在乎别人的评价，感觉孤独，常常想自杀。

个人陈述：送进广东某医院，被诊断为抑郁症，住院、服药、打针以后，容易眼睡，记忆力下降。身体发胖，高中休学一年，才考上普通本科。不知道为什么会这样，很想回到小时候。

读小学时，是在妈妈上班的学校，学习认真，成绩很好，常常受到老师们的重视和夸奖。性格活泼开朗，经常跟家附近的三个女孩一起上学，一起放学，一起玩耍，童年是那么幸福快乐。

上了初中，学习成绩很好，受到班主任的重视，担任学习委员、班长等职位。作文经常被当作范文来当堂念读，数学、英语竞赛获奖后，家长被校长请来合照，经常受到学校领导的表扬。

考上重点高中，班上的同学是来自各镇的优秀生，竞争压力很大，老师的表扬渐渐少了，昔日熟悉羡慕的眼光也渐渐少了，导致心理落差太大。成绩一学期不如一学期，呈直线下降，也不再是同学的学习榜样，没有同学前来请教学习上的问题，与同学之间的交流少了，因此，孤独感便慢慢产生。抑郁情绪日渐严重，后来被送进精神病院，被诊断为抑郁症，每天吃药打针，共住院三个多月，休学一年，只好复读一年再参加高考。考上广东某地方院校本科，当初愿望中的重点大学梦彻底破灭。

上了大学之后，抑郁情绪依然严重，继续在医院开药。服药多了，发胖，虚汗很多，嗜睡，上课无精打采，成绩不好，与宿舍舍友相处得不融洽，敏感、多疑，回到宿舍，同学说其身上很臭，自卑感加强，与同学交往甚少，抑郁情绪强度增加，自杀倾向日渐严重。得不到同学的尊重，有时舍友拿杀虫剂喷她床上的被褥。在宿舍的孤独感日渐严重。这样下来，抑郁情绪始终没有好转。

三、个人成长史

出生于一个普通家庭，出生顺产，发育正常，父亲高中文化，银行职员，母亲小学教师，中师毕业，有一个哥哥，做生意，在家排行最小。

从小父母对其学习要求较高，小学、初中期间，成绩在班里名列前茅。家里的经济状况良好，父母希望其多学点儿文化知识，认为读书才有出路。因为其本人很好强，怕因成绩不好而被同学瞧不起，一直很努力地学习，家里一直希望她考上重点本科。但高考时，在高中期间成绩下降较大，她考入某地方普通本科学院，成绩在班里中等，未经历任何重大挫折事件，生活比较平静顺利。

四、观察和资料收集

据咨询师观察，依着整洁，走路缓慢，出汗较多，说话声音较小，但能听清，面容疲惫，主动求助，态度配合。

身体状况：无重大疾病史，从高中第二学期开始，胃有不舒服感，吃不下饭，头痛、乳房有痛感，每天口服抑郁症药物，上课不能集中精神，容易分心，容易出虚汗，身上汗味较浓，月经不正常。全身无力，很累，在胸脯上有一团气，上不来也下不去，压抑在里面，感觉非常痛苦。医院提供的体检报告脑电图、心电图和其他未见异常。

精神状态：多愁善感，情绪压抑，性格比较内向，自尊心强，注意力不集中，远近期记忆力下降，比较在乎别人的评价，孤独、言谈流畅，自知力完整，来访者是独自主动前来咨询。

社会功能：学习成绩中等，与本宿舍同学相处不融洽，有小矛盾，又渴望与同学友好相处，渴望交往，但不知与同学如何相处和交往，能与家人、老师、朋友等正常交往。

心理测验结果：

SAS测验标准分为65分。

SDS测验标准分为75分。

根据心理测验的结果显示,抑郁情绪,伴有焦虑情绪,并且抑郁情绪较重。

五、评估与诊断

1. 评估

综合临床所收集的资料,该求助者智力正常,自知力完整,无重大躯体疾病,家庭中未发生过重大变故,问题的产生与现实客观的重点高中成绩下降刺激相联系,自尊心强,情绪不稳定,但能正常交流和对话,能够主动求助,态度配合。

心理问题的关键点:不善于处理同学之间的人际关系,自尊心太强、过于敏感。

再结合临床症状评估:其属于严重的抑郁情绪,不良情绪状态是正常的生活事件和学习成绩的心理应激反应。饮食下降,多愁善感,失眠,对前途悲观,失落,有自杀倾向,无明显人格与思维障碍,可以接受心理咨询和心理治疗。

2. 初步印象

严重心理问题:抑郁情绪严重,有自杀倾向,情感低落、思维缓慢、语言动作少和迟缓。

诊断:严重抑郁情绪。

诊断依据:

(1) 自杀倾向,情感低落,思维缓慢,语言动作少和迟缓,有抑郁情绪的"三低症状"。

(2) 抑郁情绪起伏,失眠,乏力,食欲不振,学习和工作效率低,内感性不适。

（3）愁眉不展、忧心忡忡，对前途悲观、失落，感觉生活索然无味，情感低落。

（4）求心理测验 SAS 得分 65 分，SDS 测验标准分为 75 分。

（5）已经在医院心理医生诊断过，属于抑郁症，已经服药，住过医院，在医院有过心理辅导，但是效果并不明显。抑郁情绪依然严重。

（6）有焦虑情绪伴随，从社会功能来看，虽然不善于处理同学之间的人际关系，但与家人、亲戚、朋友沟通流畅，并且具有人际交往的愿望。

（7）从高中开始已持续四年之久。大学期间虽然成绩下降，但能够坚持学习，因此可诊断为严重的抑郁情绪，种类归为焦虑型抑郁情绪。

3. 鉴别诊断

（1）该求助者并无重大疾病，可排除由器质性疾病引起的可能。

（2）与精神病相鉴别。根据病与非病的原则，该求助者的知情意是统一的，有独自主动求医的行为，无逻辑思维的混乱，无感知觉异常，无幻觉、妄想等精神病症状，因此可排除精神病性障碍。

（3）与焦虑性神经症相鉴别。焦虑性神经症在临床上的主要表现为"以广泛性焦虑或发作性恐怖状态为主要临床特征的神经症"，是一种内心紧张不安，预感到似乎将要发生不利情况而难以应对的不愉快情绪，常伴有头晕、胸闷、心悸、呼吸困难、出汗和运动性不安等。该求助者虽然也伴有焦虑症状,该症状持续时间长,但由于现实成绩下降刺激的反应特征,在考试时间内在出现,主要是抑郁情绪为主,抑郁情绪持续增长,内心冲突是由现实刺激所引发的,并未严重影响社会功能和逻辑思维,还能坚持在校学习,内容没有泛化,因此,可以排除焦虑性神经症。

六、原因分析

1. 生物学因素

该来访者年龄为23岁,正处于青春期。这个时期的大学生心理发展未完全成熟,缺乏生活经验,难以全面客观地分析问题。

2. 心理因素

(1)认知方面:求助者存在一些不合理的认知,如求助者认为必须考上重点高中和重点大学,考不上就会担心别人瞧不起等;没有尊重和荣誉,非常关注自身的感受,把自身的情绪投射到身边的环境中,关注的客观事物太少,过度追求荣誉、名声,太过在乎他人的评价。过分强调自尊心,过度关注自我的心理体验。

(2)个性特征:求助者性格内向、敏感,遇到问题可能不善于向别人寻求帮助;从小父母对其学习要求严格,性格具有追求完美主义的倾向,多愁善感,情绪压抑。

3. 社会因素

(1)父母给予求助者的学习压力过大,过于追求表扬,过于看重荣誉、名声,造成求助者对重点大学格外看重,把父母给的压力和愿望转化为自己的压力,一旦没有荣誉,就致使其存在焦虑型抑郁情绪。

（2）对将来没有发生的负性事件自己先去想象，这种就称为想象挫折，比如将来的毕业和就业压力，自己有较大的顾虑，加重了其焦虑情绪和抑郁情绪。

七、咨询目标与咨询方案

综合来访者的一般背景资料，主诉，临床观察，心理测验结果以及诊断和鉴别诊断，与来访者商定咨询目标。

（一）咨询目标

1. 近期目标

（1）心理咨询师和求助者共同商定了咨询目标，具体目标是帮助求助者缓解压抑的情绪，以良好的心态对待大学生活和学习。

（2）改善睡眠状况和人际关系。

2. 远期目标

（1）调整求助者对将来不确定没有发生事件的认知方式，多关注事情的积极层面，使其以积极心理来自我暗示。

（2）最终目标是纠正非理性的认识，重新正确认识重点大学和非重点大学，正确认识荣誉、荣耀、名声等自尊心问题与将来就业的关系，促进求助者心理健康。

（3）最重要的目标是解决主观情绪情感对客观事物的投射问题：主观情绪与客观事物分析相分离。必须切断主观情绪情感的自动化（触景生情、触物伤情）的多愁善感，使其关注自我的心理体验转化为关注客观事物，关注客观事物不可以带着情感，必须中立、客观、科学地分析事物的形状、空间、方位、颜色、产地、种属科目等，达到主观与客观平衡的状态。

(二) 咨询方案

1. 主要咨询方法

(1) 武术阴阳平衡模式心理疗法：达到主观（主题）与客观（客体）平衡的状态。

主要进行负性情绪能量转化，稀释患者的负性情绪能量，填补正性情绪能量，以达到阴阳平衡的心理模式为目的。

释放胸脯间压抑的闷气（胸闷），缓解压抑的情绪，改善睡眠质量，使其树立走出情绪困扰处境的信心。

(2) 用支持疗法（倾听技术、共情技术、情感表达技术），舒缓和平复来访者的紧张、焦虑情绪。从求助者的人性和发展的潜力基础上对她表示尊重，应承自己与求助者一起努力，对求助者的问题和情感表示关注，并且持有非评价性态度，对求助者的反映要准确地共情，以培养求助者的自我调适潜力。

(3) 认知行为疗法。认知行为疗法，是一组通过改变思维和行为的方法来改变不良认知，达到消除不良情绪和行为的短程的心理治疗方法。该疗法主要是建立求助者与咨询师的合作关系，假设心理痛苦在很大程度上是认知过程发生机能障碍的结果，并且必须强调改变求助者的认知，从而产生情感与行为方面的改变，通常是以一种针对具体的、结构性的目标问题的短期和教育性的治疗。所有认知行为疗法都建立在一种结构性的心理教育模型之上，强调家庭作业的作用，赋予求助者更多的责任，让他在治疗之中和治疗之外都扮演一种主动的角色，同时注意吸收多种认知和行为策略来达到改变的目的。

(4) 放松训练。放松行为产生一种对抗自律神经兴奋的躯体反应，从而减轻焦虑，主要采用深呼吸缓解法、自信训练法、肌肉放松法、想象放松法。

2. 经双方协商，明确双方的权利义务

（1）求助者的责任：向心理咨询师或心理治疗师提供与心理问题有关的真实材料，积极主动与心理咨询师或心理治疗师一起探索解决问题的方法，完成双方商定的作业。

（2）求助者的权利：了解心理咨询师或心理治疗师的受训背景和执业资格；了解具体心理咨询或心理治疗方法、过程和原理；选择和更换合适的心理咨询师或心理治疗师；提出转介或中止治疗；对心理咨询师或心理治疗方案的内容有知情权、协商权和选择权。

（3）求助者的义务：遵守心理治疗机构的相关规定，遵守和执行心理咨询或心理治疗方案的内容；尊重心理治疗师，守时，如有特殊情况要提前告知心理咨询师或心理治疗师。

（4）心理咨询师或心理治疗师的责任：遵守职业道德、国家法律法规；帮助求助者解决心理问题，严格遵守保密原则及保密例外。

（5）心理咨询师或心理治疗师的权利：了解求助者心理问题有关的个人资料，本着对其负责的态度中止咨询或转介。

（6）心理咨询师或心理治疗师的义务：向求助者介绍自己的受训背景，遵守心理咨询或心理治疗机构的规定；遵守心理咨询或心理治疗方案的内容，尊重求助者，遵守约定时间，如有特殊情况提前告知求助者。

3. 咨询的次数与时间安排以及收费情况

咨询时间：每周 1 次；每次 50 分钟。

收费标准：按照市场价。

咨询次数：初定 7 次。

八、咨询过程

（一）咨询阶段的划分

1. 诊断与咨询关系建立阶段

2. 心理咨询阶段

3. 巩固、提高与结束阶段

（二）具体咨询过程（节选 1）

第一次心理咨询（2010 年 3 月 26 日）

1. 任务

建立咨询或心理治疗关系，了解患者的基本情况，舒缓求助者的抑郁、紧张、焦虑情绪，改善其睡眠质量，帮助其树立走出情绪困扰处境的信心。

2. 方法

方法包括：倾听技术、共情技术、情感表达技术、武术阴阳平衡模式心理治疗技术。

3. 过程

心理咨询师用尊重、共情、无条件积极关注等技术与求助者建立良好的咨询或治疗关系。这个阶段是做好咨询或治疗的前提和关键。心理咨询师或心理治疗师向求助者介绍了保密原则，并表达了自己想帮助她的诚意，从求助者的陈述中了解了其现状、成长经历及家庭情况。

4. 求助者的倾诉

高考以前，父母对我的学习要求较高，老家有严重的重男轻女思想，大部分家长不让女孩多读书，但她的父母不会这样，所以感到非常幸运，要好好珍惜机会，所以要加倍读书。父母也不让其做家务，尽量满足其要求，只要学习好，能够考上重点本科就行了。所以考试压力很大，本来平时成绩不错，在高考期间由于抑郁、失眠、紧张，开始服药，考试的时候很累，很多知识都忘记了，所以没有考好。现在又面临大学的人际关系、学习压力，整天头晕，没有精神上课，服药后上课就会打瞌睡。

自己心中非常失望，住过院，打过针，已经五六年了，情绪还是抑郁，心里总是像一块石头压住，沉重得常常喘不过气来，胸脯间和肚子里有一团闷气在打转，出不来，食欲下降，又害怕成绩不好，感到非常对不起父母。

听其同学说，大学英语四级考不过关，学校不能给我毕业证的，毕不了业，我就找不到工作，害怕爸爸指责我，会说我不争气。当我一想到这些，就非常压抑、失望，对将来没有信心，不想与别人交往，也不知如何与同学交往，有孤独感、失落感，很伤心。

看到下雨，心就很沉重；等到秋风吹起，心中就很失落，不断联想，联想到很多苦恼的事情，常常把事情想得很糟糕，想得无边无际，却停不下来。现在见到药都害怕，不想服药，感觉自己没有将来，很难静下心来。我现在不知怎么办才好。

心理咨询师：（关注来访者，点头。）你高考没有考好，没有考上重点本科，只考进普通本科，你心里一定很痛苦，现在面临大学的学习压力，服药后很累、失眠、成绩下降，你心里就很压抑，我非常理解你的心情。

求助者：现在是大学英语四级考试，如果又考不过关，学校就不给我毕业，我害怕毕不了业，感到非常失落。

心理咨询师：你考虑过吗？仅仅害怕就能解决考试问题吗？

求助者：不能。

心理咨询师：这种情况，不是你一个人这样，有许多同学都存在着与你相同的情况。所以，我专门去教务处咨询过，大学英语四级考试与毕业证书是没有关系的。只不过是学校鼓励大学生积极参加英语四级以上的考试。你放心好啦，大学英语四级考试与毕业证书是没有关系的！

求助者：大学英语四级考试与毕业证书是没有关系的，是真的吗？

心理咨询师：是可以确定的，因为我专门咨询过此事。

求助者：那就好！那就好！现在的压力轻了很多，一下子轻了很多（脸上露出了轻松的笑容）。

心理咨询师：按照你平时的水平，只要你轻松地应对考试，大学英语四级考试，你是有能力完全，并且可以考过关的。至于你的失眠、抑郁、记忆力下降是可以调适的、可以解决的。

求助者：我也这样希望。

心理咨询师：现在我们一起商量应对考试方法和解除心理抑郁、失眠、失落的方法，好吗？

求助者：可以。

心理咨询师对其进行了共情,鼓励其尽情表达,促进其积极心理发展,改变其认知方式和多愁善感的性格,采用武术阴阳平衡模式心理治疗技术,释放胸脯间和肚子部位憋着的那股闷气,释放抑郁情绪,调适失眠,达到自我释放英语四级考试压力的目的,进而解除考试紧张心理。

5. 武术阴阳平衡模式心理疗法

第一步骤:前后平衡能量转化训练

前俯腰能量转化

(1) 并步站立,两手十指交叉,直臂上举,手心向上;上体前俯、挺胸、塌腰,两手尽力触地。再两手松开,用两手绕过双腿,抱住两脚跟部,尽量使自己的上体、脸部贴紧双腿。

(2) 动作要点:两腿挺膝伸直,上体前俯时,挺胸、塌腰、收髋(见图10-1~图10-5)。

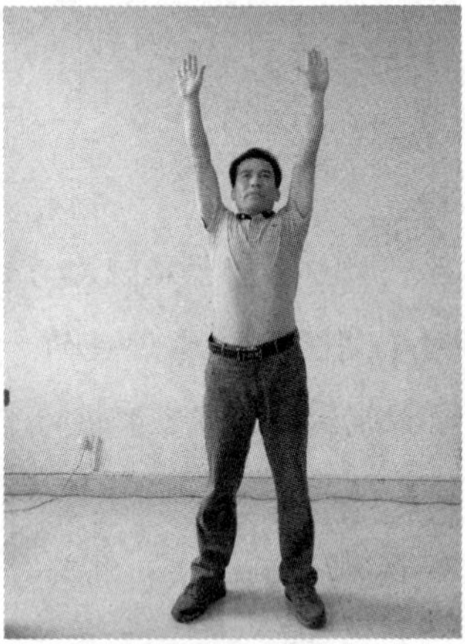

图10-1 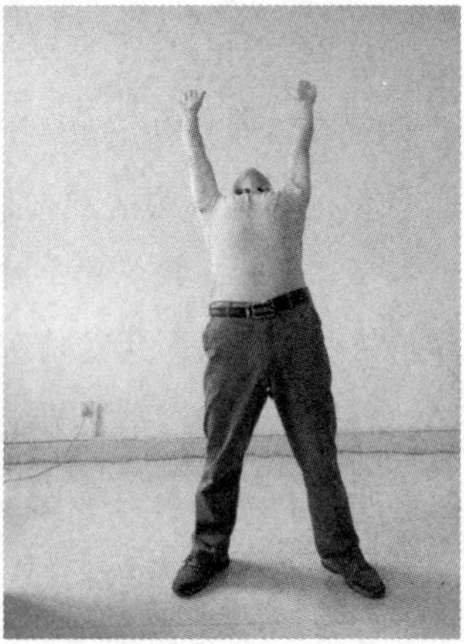　　　　　　图10-2

图 10 – 3   图 10 – 4

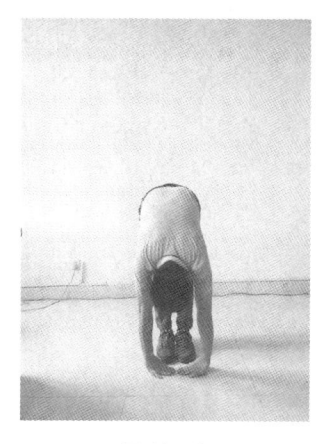

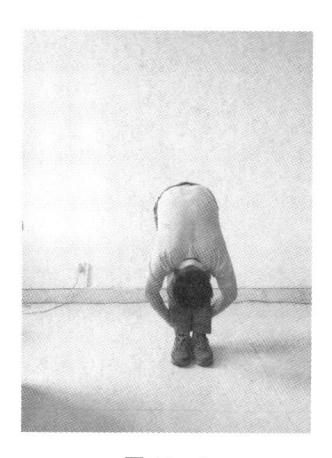

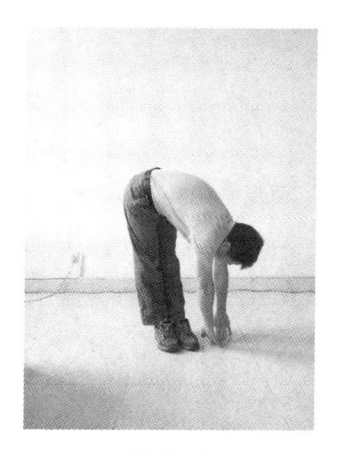

图 10 – 5

（3）内外放松：每次做完后，自然站立，两脚开立，与肩同宽，头要正，颈要直，两肩要平，目视前方，两手自然下垂，自然深呼吸 3~5 次（见图 10 – 6、图 10 – 7）。

（4）注意事项：动作不能快，以慢为好，注意力集中于运动的动作过程。

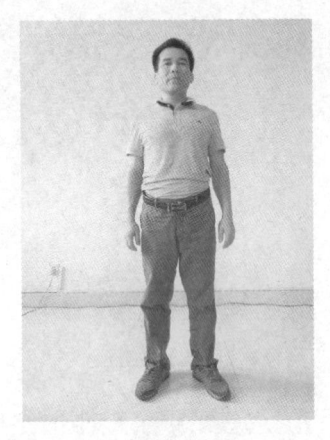

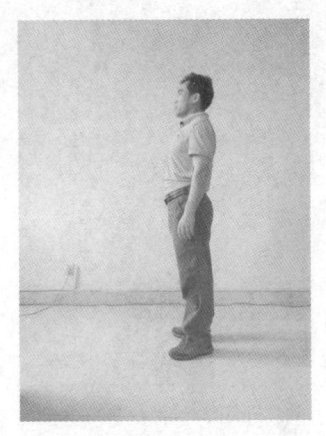

图 10-6　　　　　　　图 10-7

后仰甩腰能量转化

(1) 开步站立，两臂伸直前举，以腰为轴，上体做前后屈和甩腰仰头动作，两臂也随之向后面仰头甩动（见图10-8~图10-10）。

(2) 动作要点：两腿伸直，腰部放松，后甩时抬头挺胸，头部尽量往后仰，整个身躯尽量成弧形状，甩腰动作紧凑而有弹性。

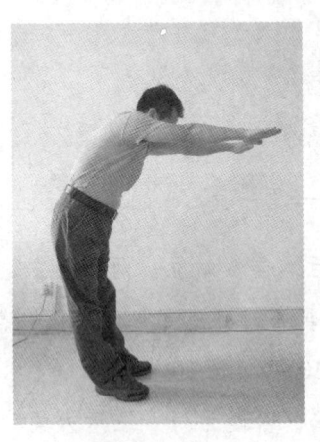

图 10-8　　　　　　　图 10-9

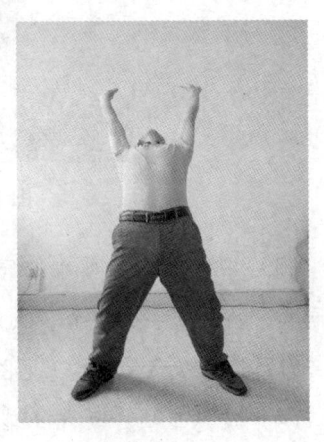

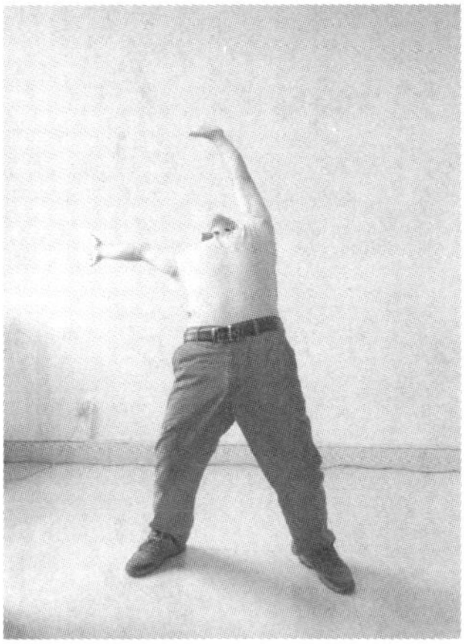

图 10 – 10

（3）做完后仰腰动作后，自然站立，两脚开立，与肩同宽，头要正，颈要直，两肩要平，目视前方，两手自然下垂，自然深呼吸 3~5 次（见图 10 – 6、图 10 – 7）。

（4）注意事项：动作不能快，以慢为好，注意力集中于运动的动作过程。

第二步骤：上下平衡能量转化训练

正压腿能量平衡转化

（1）正压腿：面对一定高度的物体（物体的高低由训练者来决定，没有固定高低的尺寸），左脚跟放在物体上，脚尖勾起，两腿伸直，两手扶按在左膝上，或用两手抓握左脚，然后上体立腰向前下方振压，用头顶尽量触及脚尖。两腿交替进行（见图 10 – 11、图 10 – 12）。

（2）动作要点：两腿伸直，立腰挺胸前压。

（3）内外放松：做完正压腿后，自然站立，两脚开立，与肩同宽，头要正，颈要直，两肩要平，目视前方，两手自然下垂，自然深呼吸3~5次。

（4）注意事项：开始不能用力过猛，需循序渐进，动作以慢为好，下压弧度量力而行，以免拉伤。

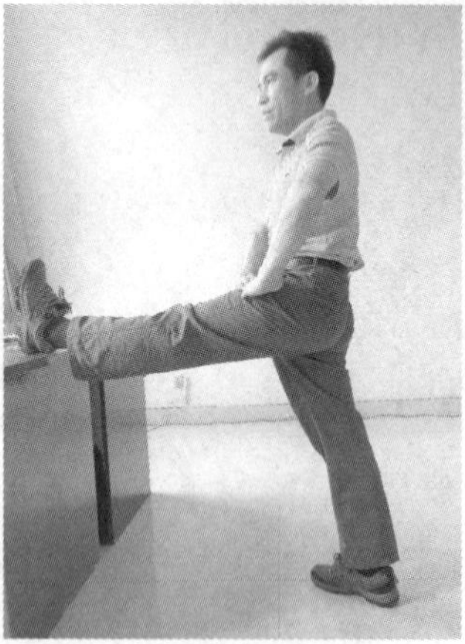

图10-11 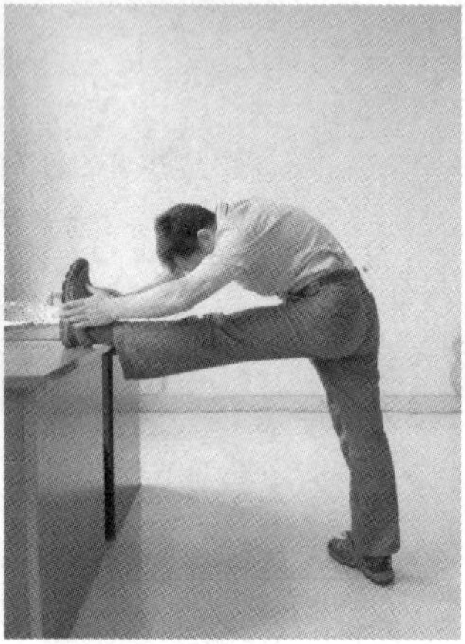　　　　　　　　图10-12

第三步骤：侧压腿能量平衡转化

侧压腿能量平衡

（1）右腿支撑站立，左脚从体侧放置到一定高度的物体上（物体的高低由训练者决定，没有固定高低的尺寸），脚尖勾起，右臂上举，左掌立于胸前，两腿伸直，腰部挺立，上体向左侧下方振压，振压幅度要逐渐加大，直到上体能侧倒在左腿上。两腿交替进行（见图10-13~图10-15）。

（2）动作要点：两腿伸直，开髋立腰挺胸，五指自然张开，上体完全侧倒。

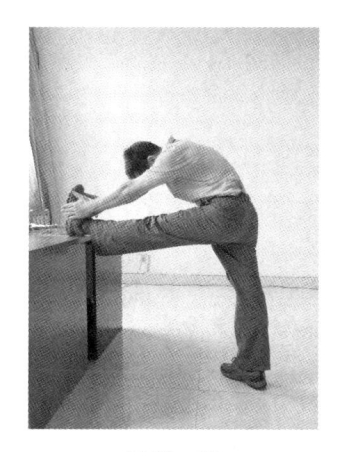

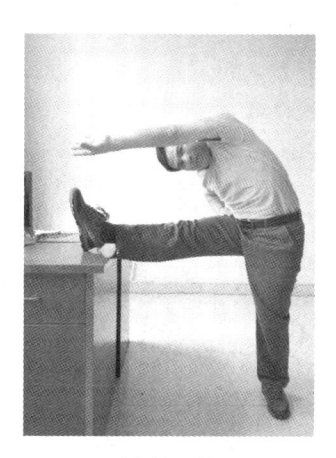

图 10 – 13　　　　　　　图 10 – 14

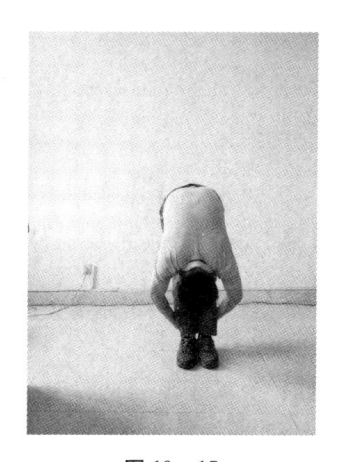

图 10 – 15

（3）内外放松：做完测压腿后，自然站立，两脚开立，与肩同宽，头要正，颈要直，两肩要平，目视前方，两手自然下垂，自然深呼吸 3~5 次（见图 10 – 6、图 10 – 7）。

（4）注意事项：开始时不能用力过猛，需循序渐进，动作以慢为好。下压弧度量力而行，以免拉伤。

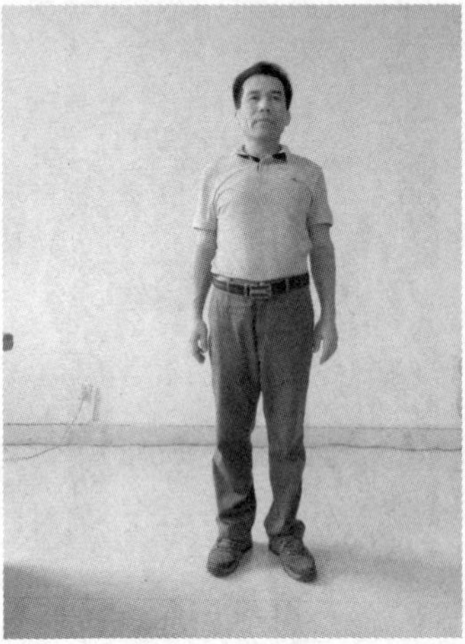

图 10–16 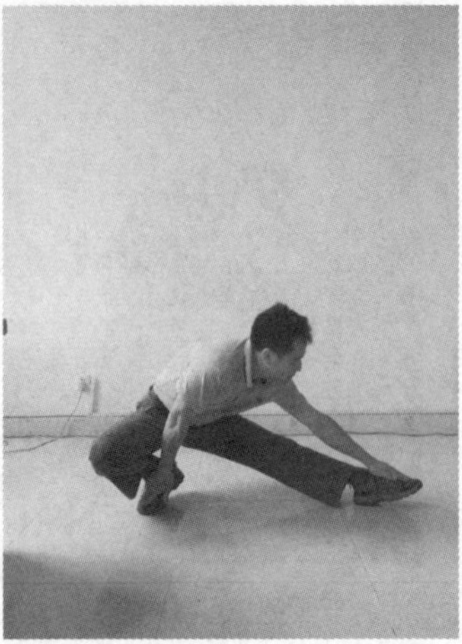　　　　　图 10–17

第四步骤：左右能量平衡转化训练

仆步压腿能量平衡转化

(1) 预备姿势：开步站立（见图 10–16）。

(2) 步骤：两脚左右开立，左腿屈膝全蹲，全脚着地；右腿挺膝伸直，脚尖内扣，尽量远伸。然后，上体不起来；起来，将身体重心从左脚移至右脚，成另一侧的仆步。可一手扶，另一手按另一膝，向下压振。也可两手分别抓住左右脚，做向下压振和左右移换身体重心的动作（见图 10–18、图 10–19）。

(3) 动作要点 1：挺胸塌腰，下振时逐渐用力，左右移动时要低稳缓慢。开胯沉髋，挺胸下压，使臀部和腿内侧尽量贴近地面移动。

动作要点 2：右腿全蹲，左腿挺膝伸直，脚尖内扣。两脚全脚掌着地，两手分别抓握两脚外侧（见图 10–17、图

10-18）。

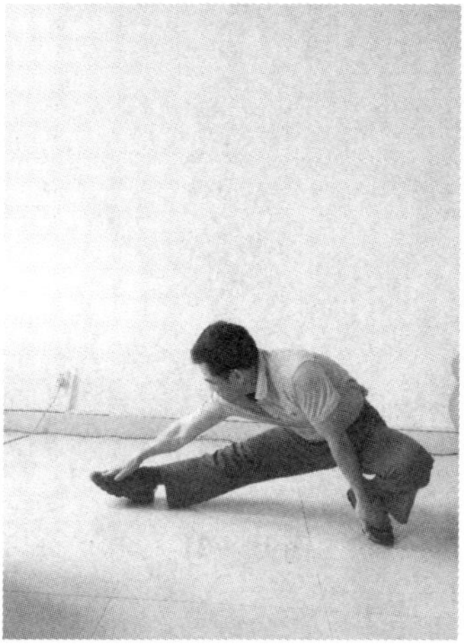

图 10-18 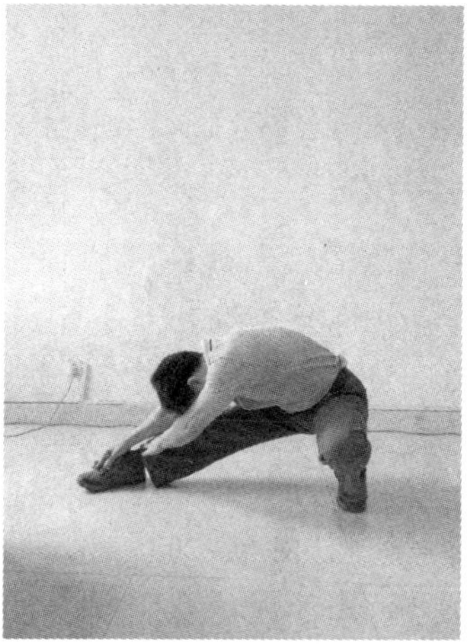　　　　　图 10-19

动作要点 3：挺胸、立腰、沉髋，臀部尽量贴近地面。

（4）内外放松：仆步压腿能量转化后，自然站立，两脚开立，与肩同宽，头要正，颈要直，两肩要平，目视前方，两手自然下垂，自然深呼吸 3~5 次。

（5）注意事项：步幅太小会导致髋关节拉不开，可逐步加大两脚距离。仆步振压时，不要太猛，以免拉伤韧带。仆步与弓步交换练习。

（6）完成图 10-19 的动作之后，继续完成图 10-20~图 10-23，动作要点和要求，与上面相同。

第五步骤：前后能量平衡转化训练

俯卧撑能量平衡转化

（1）两脚开立，与肩同宽，两手掌直臂着地，或 50~60 厘米高处，臂间距与肩同宽，两腿并拢伸直（也可以不并拢，

图 10-20 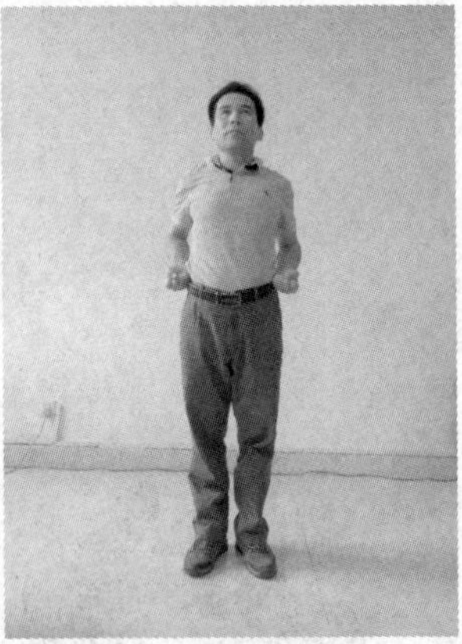　　　　　　　图 10-21

图 10-22　　　　　　　图 10-23

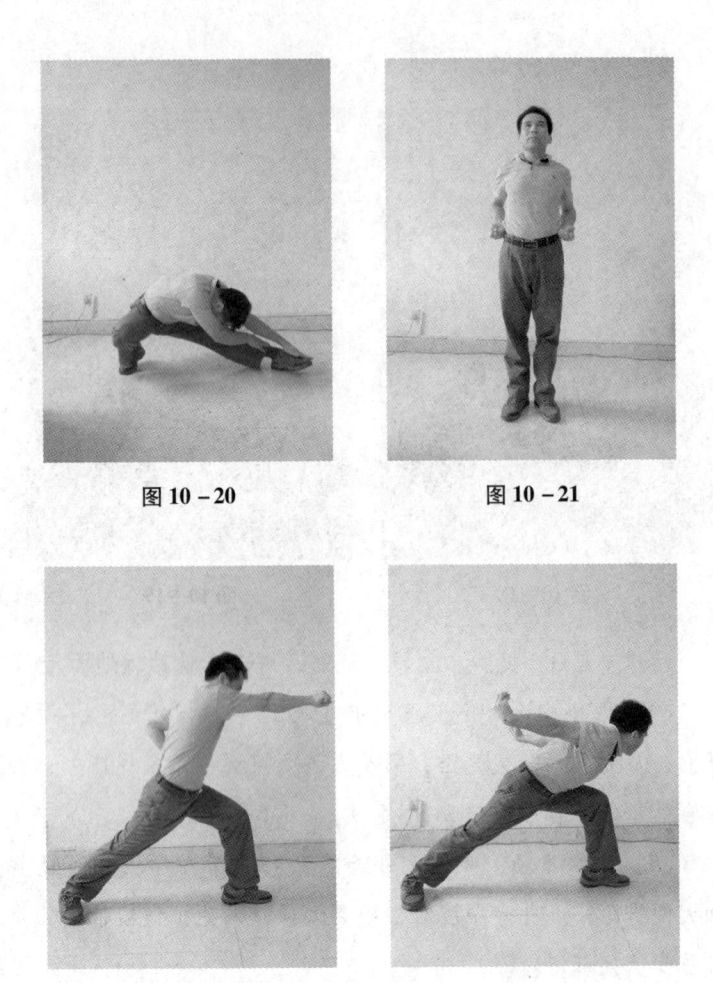

也可以与肩同宽），仰头，依靠臂力、肩膀力，用力撑起。用力撑起之前，仰头，起，尽量用鼻子呼吸。连续做三次以上，可以根据自身的能量而定（见图 10-24～图 10-26）。

（2）动作要点：上体前俯，两手直臂扶地或合适高处，臂间距与肩同宽，两腿并拢伸直，两脚的前脚掌着地或合适高处。尽量把头部仰起，腰部用力，臀部用力，腹部用力，不能塌腰，两臂胸前屈伸，背部与臀部在同一水平线上，上体向前，自然呼吸，向后反复移动。

（3）内外放松：做完俯卧撑的能量转化后，必须自然站立，两脚开立，与肩同宽，头要正，颈要直，两肩要平，目视前方，两手自然下垂，自然深呼吸3～5次（见图10-6、图10-7）。

（4）注意事项：根据自身能力而定撑起的次数。在一周内，两个肩膀会产生酸软感，属于正常现象。

在进行训练之前要做准备活动来热身，特别是在天气较冷的情况下，一定要做足准备活动。当血液循环加快的时候，关节和肌肉会比平时具有更好的扩展性，这样就能够防止在运动中受伤。完成一天的训练之后，一定要进行拉伸运动，让关节和肌肉都得到放松和伸展。记住，训练之前要热身，训练之后要拉伸。

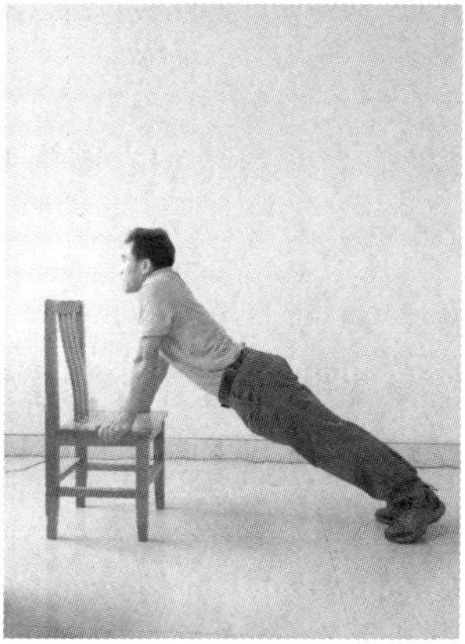

图10-24 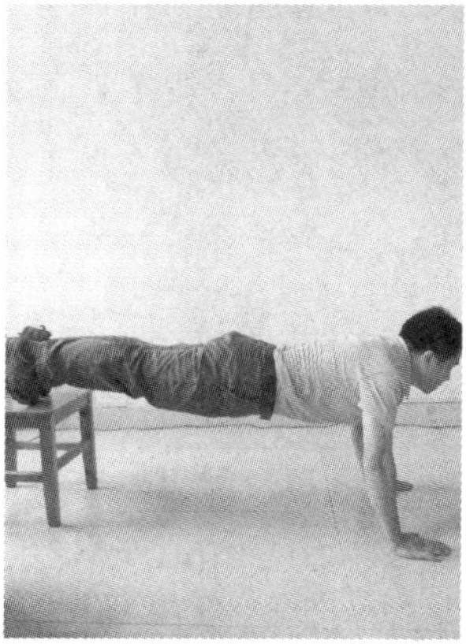　　　　　　　　图10-25

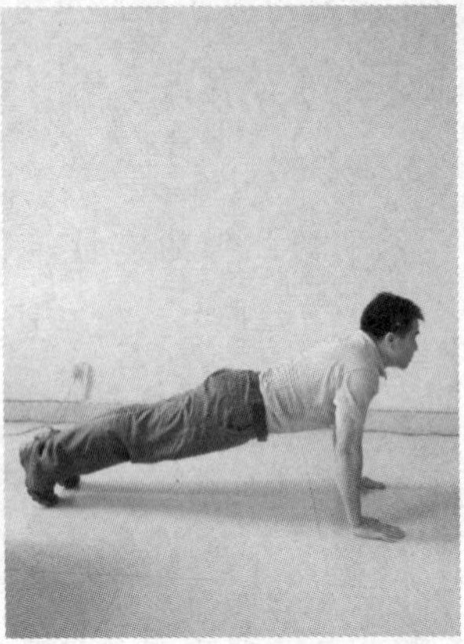

图 10-26

第六步骤：半虚步弯腰上下能量平衡转化

（1）自然站立，左脚向左迈出一步，左脚与右脚形成 90 度直角状态，两腿左右分开，后腿屈膝半蹲，大腿接近水平，全脚掌着地，脚尖外撇，膝与脚尖朝向相同。

（2）前腿微屈，膝微内扣，脚背绷平，脚尖虚点地面，身体重心落于后腿上，上半身向左脚弯腰。两手可以抱住左脚踝，头部尽量向左脚掌方向靠拢。

（3）左脚在前为左虚步，右脚在前为右虚步。右脚方向与左脚做同样的动作，左右方向至少重复做三次。

（4）动作要点：左脚与右脚形成 90 度直角状态，右脚尖外展 45 度，右腿屈膝半蹲；左脚向前伸出，膝关节微屈，前脚掌虚点地面，脚面绷直并稍内扣。抬头、挺胸、塌腰，重心落至右腿（见图 10-27～图 10-29）。

（5）内外放松：半虚步弯腰能量转化做完后，自然站立，两脚开立，与肩同宽，头要正，颈要直，两肩要平，目视前方，两手自然下垂，自然深呼吸 3~5 次（见图 10-6、图 10-7）。

（6）注意事项：向前伸出的脚最好保持伸直，头部尽量靠拢向前伸出的膝盖部分，注意力集中于运动的动作。

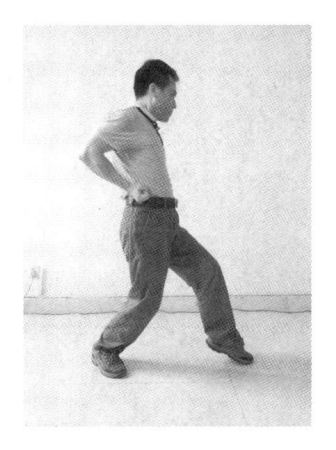

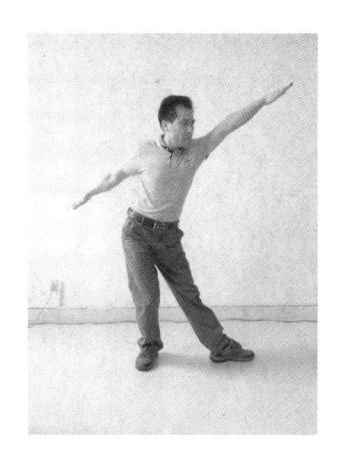

图 10-27　　　　　　图 10-28

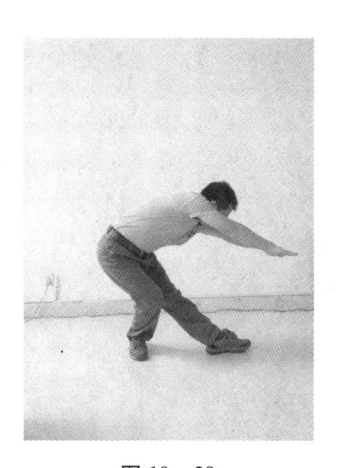

图 10-29

第七步骤：天人合一放松训练

预备姿势：自然站立。

(1) 左右脚向左右迈开一大步，同时两臂平举（掌心向下）成一条水平线，头要正，颈要直，抬头目视前方，全身呈放松状态，不能用力。

(2) 向下弯腰，两手同时向下交叉，上体前屈，手指尽量接近地面于脚前触地（两掌心相向成交叉状态）后，起身，两手张开形成站立。同时两臂交叉90度平举（掌心向下），成一条水平线，头要正，颈要直，抬头目视前方，全身呈放松状态，不能用力。

(3) 再次弯腰，手指尽量接近地面于脚前触地（两掌心相向成交叉状态）后，起身，两手张开形成站立。左右脚向左右迈开一大步，同时两臂平举（掌心向下）成一条水平线，头要正，颈要直，抬头目视前方，全身呈放松状态，不能用力（见图10-30～图10-32）。

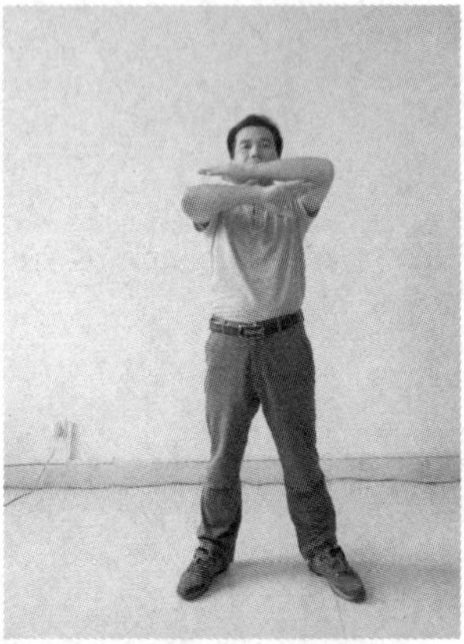

图10-30 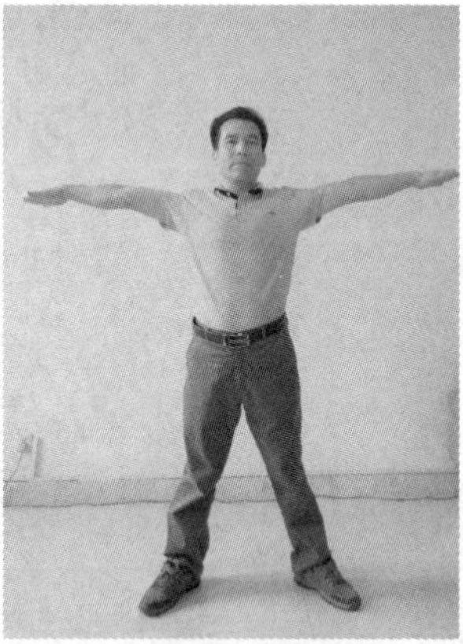　　　　　　　图10-31

(4) 向下弯腰，两手同时向下交叉，上体前屈，手指尽量接近地面于脚前触地（两掌心相向成交叉状态）后，起身，两手张开，向上举过头顶，站立，两掌心相向，向后弯腰，肚子弯挺，头部尽量后昂，喉咙、嘴巴张开，连续吐气三次。气流由丹田而出，必须保持流畅吐出（见图10-33、图10-34）。

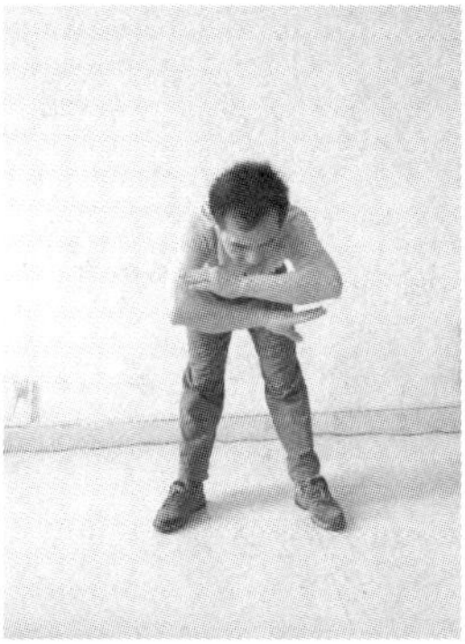

图 10-32 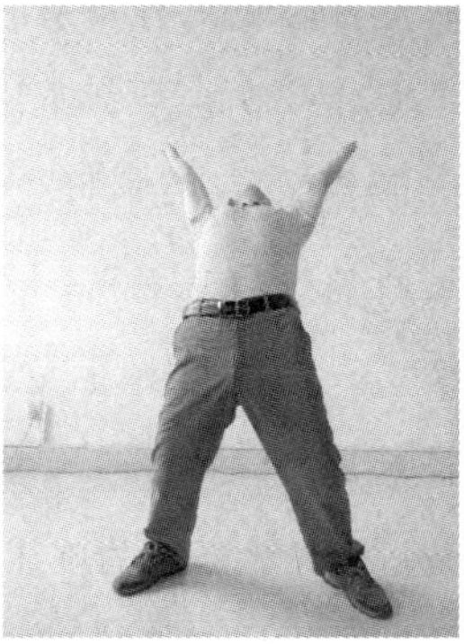　　　　　　图 10-33

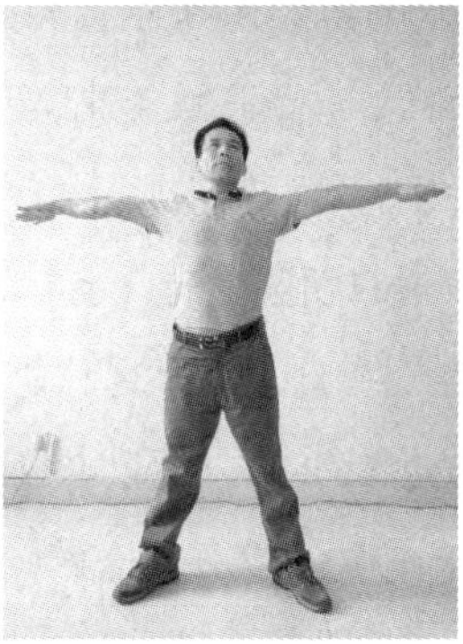

图 10-34

（5）动作要点：两脚左右迈开一大步，挺胸，两脚掌微微内扣，尽量往后弯腰，腹部尽量挺起（弓形），头部尽量后昂，喉咙尽量张开。丹田气流畅通，由喉咙、口腔流出。

（6）做完上面的能量平衡转化训练大概需要20~25分

钟，做完后必须向患者提出问题：在胸脯间是否感觉比较舒畅，或者呼吸是否比较畅通。

如果回答：比较舒畅，或比较畅通，表示这种阴阳平衡心理模式的能量转化是有效果的。

如果回答：现在很舒畅，或很畅通，表示有效果，并且效果良好，以备下次训练继续进行。

如果回答：没有变化，心理咨询师或心理治疗师必须调整为其他模式进行，比如视角记忆内容平衡转化模式（客观审美能量补充）。

根据笔者二十多年的临床观测，即便当时的回答是肯定的，也不代表患者的抑郁情绪已经痊愈，只是临时舒服，说明有效果，抑郁情绪的闷气已经打开，已经开始释放负性能量，对物理系统和生理系统的调节已经起到能量转化作用，慢慢向平衡状态发展，但还必须继续进行平衡转化，争取每次都向正性情绪进展。这种心理模式必须循序渐进、持之以恒。能够按照步骤进行，快的一个月时间可以明显好转，也有的三个月才明显好转，也有的坚持一年好转甚至痊愈。因为这种能力转化是每一天在一点一滴地转化，而不是突然转化，所以必须持之以恒。能量平衡转化训练最好每天下午或睡前30分完全做一遍，效果最佳。

第八步骤：主观（主体）与客观（客体）分离技术，改变认知行为

认知行为疗法，是一组通过改变思维和行为的方法来改变不良认知，从而达到消除不良情绪和行为的短程的心理治疗方法。该疗法主要是建立求助者与咨询师的合作关系，假设心理痛苦在很大程度上是认知过程发生机能障碍的结果，并且必须

强调改变求助者的认知,从而产生情感与行为方面的改变,通常是以一种针对具体的、结构性的目标问题的短期和教育性的治疗。

所有认知行为疗法都建立在一种结构性的心理教育模型之上,强调家庭作业的作用,赋予求助者更多的责任,让其在治疗之中和治疗之外都扮演一种主动的角色,同时注意吸收多种认知和行为策略来达到改变的目的。

(1) 视感知觉记忆能量平衡转化训练。

抑郁症患者在视感知觉中记忆的内容负性大于正性,或负性大于中性,这就是所谓的"触景生情""触景伤情""睹物思人",视听感知觉状态下的记忆,自我关注过度的自动化自我刺激。如果输入正性的内容能量或中性的视感知觉记忆内容,就可以稀释或填补负性的能量,最终达到记忆内容平衡的状态。

审美客体

从心理咨询室或心理治疗室的装饰物开始,也可以人体审美开始(最好从心理咨询师本人的人体开始)。

心理咨询师:你认真分析一下,把自己的整个身躯从头到脚欣赏一次,可以吗?

求助者:可以。

心理咨询师:头发如何,黑吗?

求助者:很黑,漂亮。

心理咨询师:这双眼睛对称吗?

求助者:对称。

心理咨询师:眉毛对称吗?

求助者：对称。

心理咨询师：两个鼻孔对称吗？

求助者：对称。

心理咨询师：嘴角对称吗？

求助者：对称。

心理咨询师：下巴两边对称吗？

求助者：对称。

心理咨询师：这种就是人体的对称美。如果不对称，根据美学研究，不对称也是一种美，称之为不对称美。欣赏人的个体，可以从黄金分割点进行分析，比如身段比例，丹田位置是人体中线，头部的黄金分割点在鼻尖的端点部位，整体身段黄金分割点在乳头点。这样去分析个体身段就会比较科学。

在分析个体身段时或在欣赏个体身段时不带个人的感情色彩，比如"我喜欢他的肤色，不喜欢他的身高，我讨厌他的为人"。这样就叫作带感情色彩，容易形成感情投射，致使自己伤害自己的情感，也会伤害别人的情感。

求助者：是的。老师讲得很对，我以前是带着感情色彩去看待自己和别人，所以在人际关系中感到非常困惑，不知如何去欣赏别人，现在才明白，应该从美学角度去欣赏个体身段。

心理咨询师：现在从老师的个体身段给你30秒钟的分析和欣赏时间，准备，集中注意力。

此时心理治疗师必须计算30秒钟的时间，并且必须站立，给求助者欣赏的合适的距离（75厘米）。

心理咨询师：30秒钟时间到了，你的感觉如何？

求助者：这样比较平静，心里比较舒服。

心理咨询师：以后就要按照这种方式去分析、欣赏别人，也就是按照客观、科学的原则分析、欣赏自己视线中的景物、装饰、远景、近景等。

审美客观物体

心理咨询师：比如，看到秋天的树叶飘落下来，看到春天的小雨蒙蒙。你是如何看待的？

求助者：在秋天，看到树叶飘落下来，心里非常郁闷，是一种无从诉说的失落感，会联想到自己过去的不幸，在落叶面前深深地感叹自己，致使自己沉浸在秋天树叶的伤感中，却走不出来。

求助者：看到春雨蒙蒙地飘落地上，心中很沉重，联想到自己的情感，感觉很迷惘，何处是尽头？

心理咨询师：当看到秋天的树叶飘落下来，看到春天的小雨蒙蒙，应该这样客观、科学地分析，比如，从地上拾起一片树叶，好奇地分析树叶的颜色程度，属于何种颜色，是从哪棵树上掉下来的？树叶的重量，飘到地上面需要多长时间，树叶的厚度如何，树叶何种属科目。

心理咨询师：我们一起来看看这片树叶（已经准备好的树叶，见图10-35～图10-38）。

求助者：好，听老师的。

心理咨询师：首先看看这片枫树的摄影图片（随意选一张图片）。

比如：

五角枫（地绵槭、色木），落叶乔木，高可达20米。小枝内常有乳汁，裂片径达 7~15 厘米，通常掌状五裂，基部常心形，裂片卵状三角形，两面无毛或仅下面脉腋有簇毛。

鸡爪枫（鸡爪槭、青枫）：落叶小乔木，高可达 7~8 米，树冠伞形或圆球形，小枝纤细，紫色或灰紫色。叶片径达 6~10 厘米，掌状为 5~7 厘米深裂，通常为 7 深裂，叶缘具细重锯齿，下面仅脉腋有簇毛。

元宝枫（平基槭）：落叶乔木，高可达 10 米。树冠伞形或倒广卵形。叶掌状五裂，裂片全缘，裂片间成锐角，叶基通常截形。

三角枫（丫枫、鸡枫）：落叶乔木，高可达 20 米，树皮薄条片剥落，树冠卵形。叶先端三浅裂或不裂，全缘或略有疏浅锯齿。果两面凸起，两果翅近于平行。

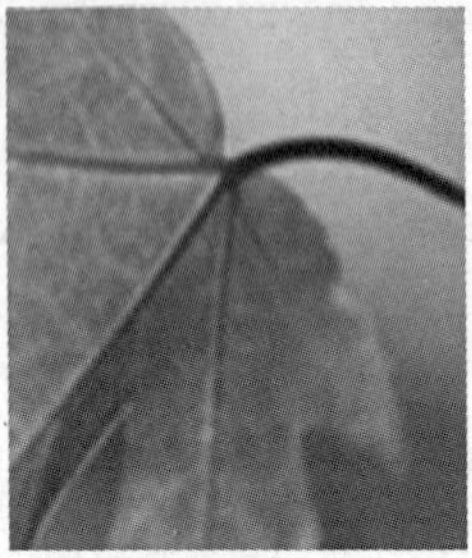

图 10-35

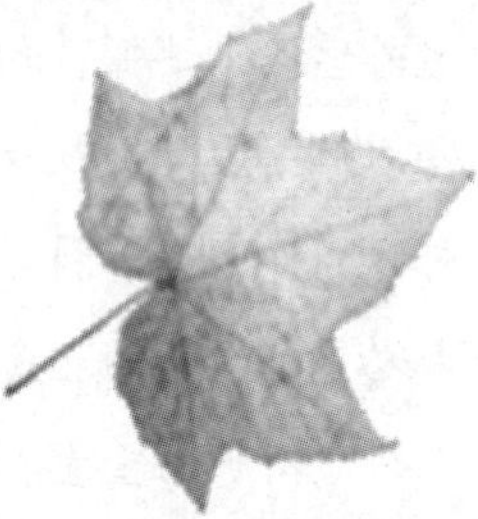

图 10-36

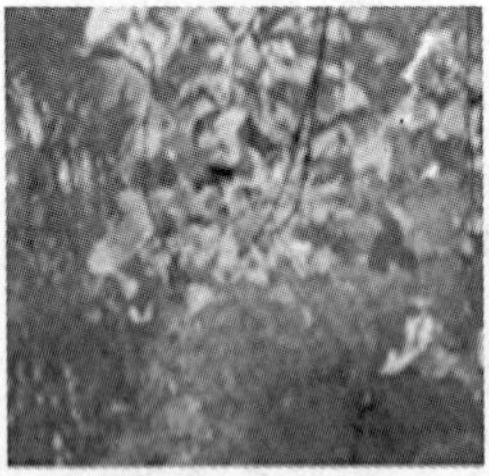

图 10-37

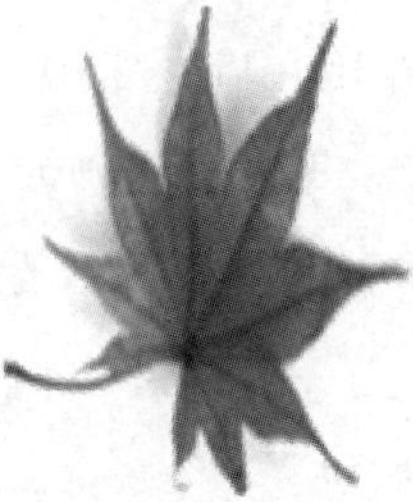

图 10-38

求助者：枫树叶很漂亮。

心理咨询师：现在你不带任何情感，来分析客观物质，你心中会有一种理性感。

求助者：是的，现在心里比较舒服，没有烦躁感，比较安静，在大脑中有两三片枫树叶的形状和颜色。

心理咨询师：以后你不论走到哪里，你所看到的景物，都是按照这种客观、理性的方式去分析。从感性感受逐步转化为客观理性的和科学的感受。

求助者：好，我会按照老师说的方式去做。

心理咨询师：现在我们一起再来探讨春雨的风景吧！春天的雨季，是一种天气变化产生结果，春季的"雨滴"比较小，我们在看"雨滴"时，至少有五个看点，如下。

一是雨滴的大小；

二是雨滴方向；

三是雨滴密度；

四是雨滴落地的速度和到地面回弹的高度；

五是降雨量的估算。

其中估算雨量最有意义，估算时间长了，你有可能成为一个民间的天气预报的学者。

心理咨询师：在分析上面五个看点时，不能带着个人情绪去进行，把主观情绪情感与客观的雨滴分开，你就专注分析"空中和地面的雨滴"即可。比如，雨量的估算，可以用最简单的方法，自制工具来测算。降雨量有的按年、按月、按日来计算，你可以试试。现在你可以按照图来分析、欣赏春，如下图。（见图10-39~图10-44）

图 10 - 39   图 10 - 40

图 10 - 41   图 10 - 42

图 10 - 43   图 10 - 44

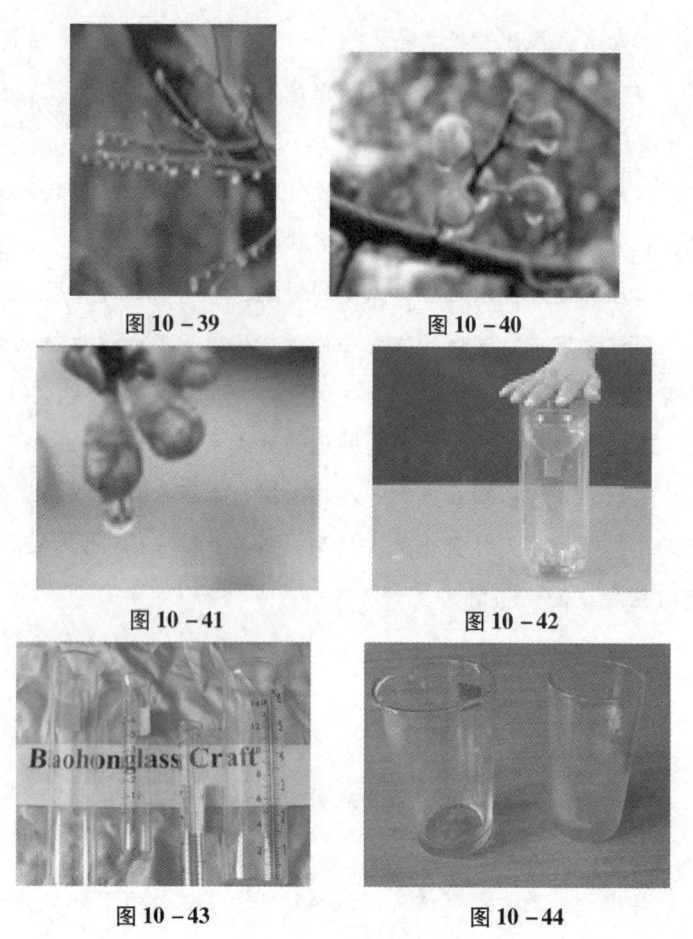

求助者：是的，这样精神会比较集中，心里也比较舒服，没有带个人的情绪情感。原来看春雨时候，都会带上个人的情绪情感，胸脯产生一团闷气，上不来、下不去的，很压抑。用客观分析就没有这种"压抑"的感觉。

心理咨询师：你现在闭上眼睛，会有一种很美丽的、轻快的春雨的雨滴画面。

求助者：是的，在大脑中有三幅自制计算雨具画面的印象,有三幅桃花雨滴画面的印象。雨滴有黄豆一样大,好像刚下过雨,下一次我亲手制作计算雨量工具玩玩(笑了)。

心理咨询师:你完全可以做到。

视感知觉记忆内容能量平衡转化训练,主要目的是通过中性或正性记忆能量,填充或稀释情绪患者负性视感知觉记忆能量,逐渐达到视感知觉正负能量平衡。

(2)通过本次会谈,加强对来访者问题的了解,采用武术阴阳平衡模式心理治疗技术,为下一步深入会谈和确定咨询具体目标服务。

(3)布置家庭作业:反省和检查自己的不合理认识,运用正确的逻辑思维建立合理的认识。释放抑郁情绪,继续填补视感知中性、正性能量,使正负情绪逐渐达到平衡状态。

(三)具体咨询过程(节选2)

第二次心理咨询(2010年4月2日)

1. 复习上一次训练能量转化内容

2. 继续能量转化训练

第一步骤:左右手能量平衡转化操作训练方法

直立抱拳

(1)两脚并拢直立,两手五指并拢,直臂下垂,贴靠大腿外侧,目视前方(见图10-45)。

(2)两手握拳,屈肘抱于腰侧,两肩后展,拳心向上,下颌微收,头向左转,目视左前方(见图10-46)。

(3)并步抱拳礼。

(4)右脚向右后撤一步,同时上体右转90度,两臂从胸前向上绕至两侧,目视左手(见图10-47)。

(5)两手经腰间左掌右拳向前推出,抱于胸前,同时左脚收至右脚内侧，成丁步，目视两手（见图10-48）。

（6）动作要点：撤步转身与两臂前后分开动作要一致，收腿、抱拳于腰间的动作要协调，抱拳礼动作要刚柔相济。手臂、手掌要用力，出拳要迅速。

第二步骤：左、右侧步冲拳能量转化

（1）两手变拳收到腰间，左脚向左侧上一步，右脚随即并于左脚；同时冲左拳，目视左拳（见图10-49）。

（2）右脚向右侧上一步，左脚随即并于右脚；同时冲右拳，目视右拳（见图10-50）。

（3）动作要点：上步、并腿、冲拳动作要同时完成，动作干净利落，挺胸、立腰、步稳、用力迅速。

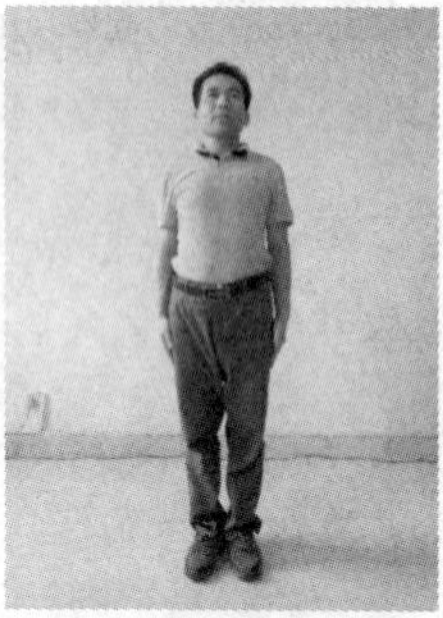

图10-45

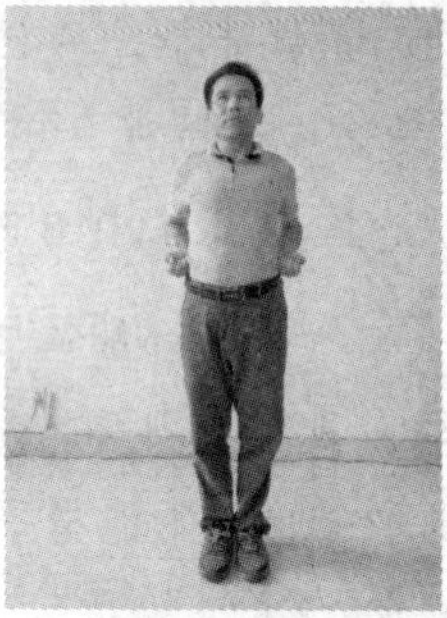

图10-46

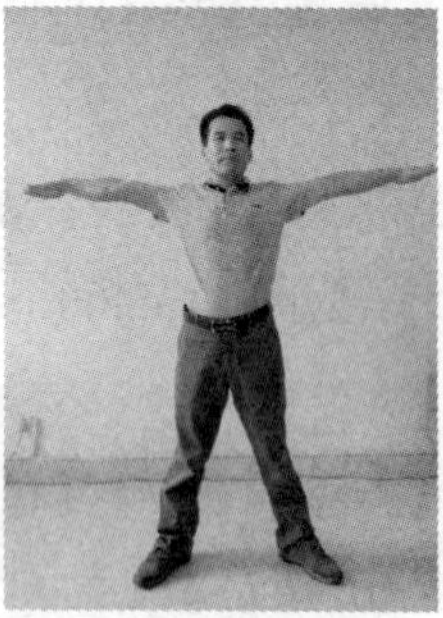

图10-47

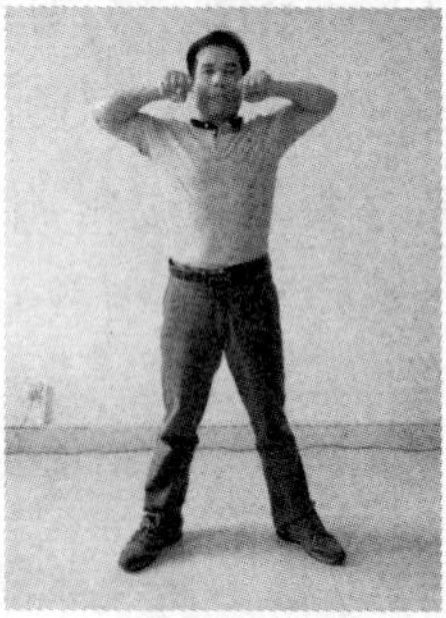

图10-48

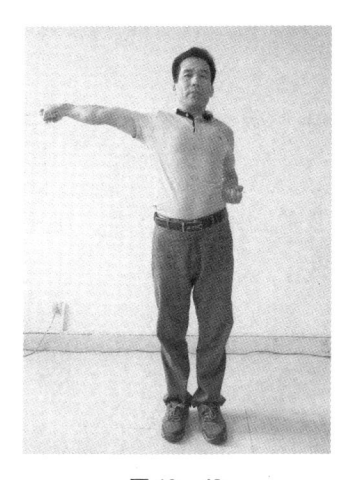

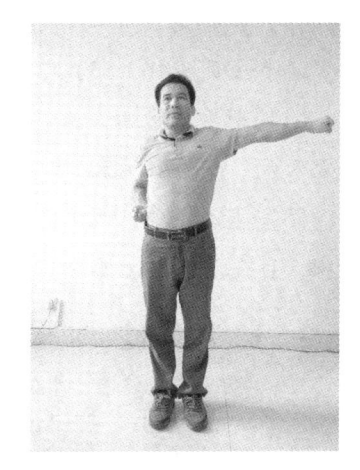

下 篇 武术阴阳平衡模式心理疗法个案实施 237

图 10 - 49　　　　　　　　图 10 - 50

第三步骤：开步前推双掌，翻掌抱拳能量转化

（1）左脚向左侧迈出一步，与肩同宽，同时两拳变掌至体侧斜下方，目视前方（见图 10 - 51）。

（2）两臂上举屈肘于两耳侧，目视正前方（见图 10 - 52）。

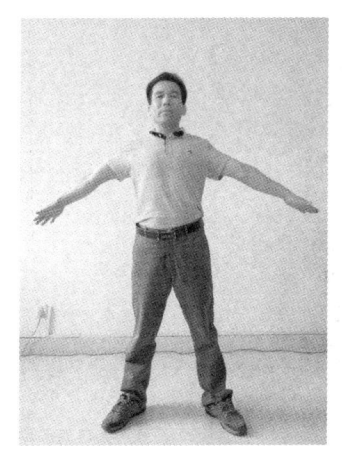

图 10 - 51　　　　　　　　图 10 - 52

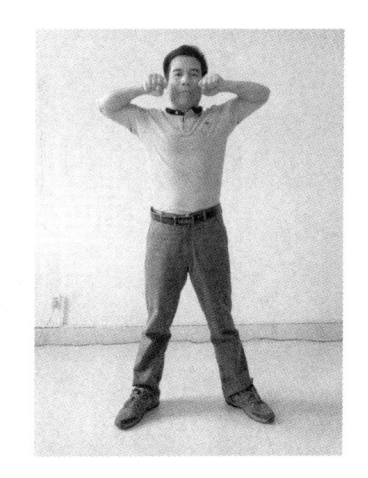

(3) 从两耳慢慢向前推掌,手背向上,小指一侧向前,目视两手(见图10-53)。

(4) 两手前推高与肩平,两手腕内旋翻掌成手心朝下,目视两手(见图10-54)。

(5) 上动不停,两手随即直线收回腰侧,抱拳,同时并左脚,目视左前方(见图10-55)。

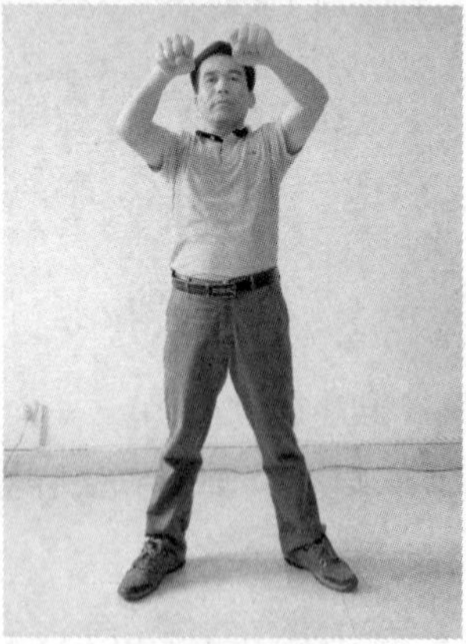

图10-53 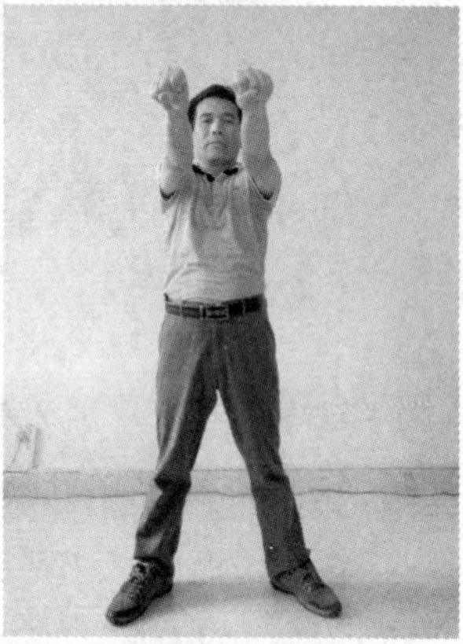　　　　图10-54

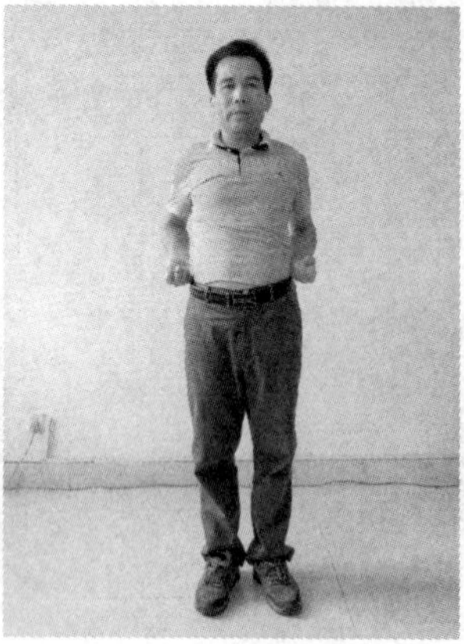

图10-55

（6）动作要点：向前推掌时头要正，颈直、挺胸、塌腰、敛臀，眼看两掌，翻掌收抱动作快速有力，眼看左侧。

第四步骤：震脚砸拳，马步冲拳能量转化

（1）左腿屈膝提于身前，左手握拳外拧于头上；右脚向左脚内侧震踏，两腿屈膝半蹲；同时右拳向下以拳背在体前砸击左掌心（重心左腿），目视右拳（见图10-56、图10-57）。

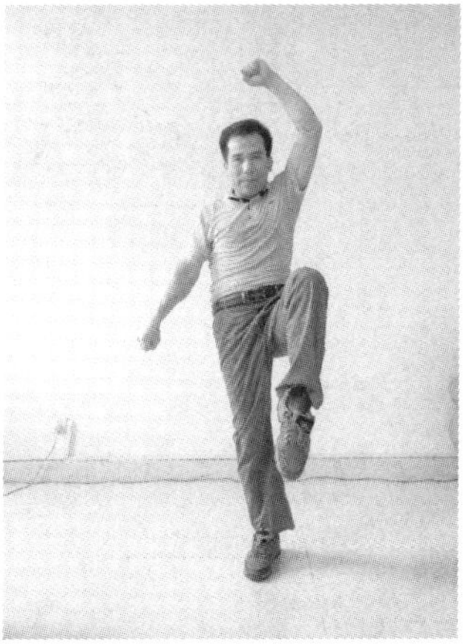

图 10-56 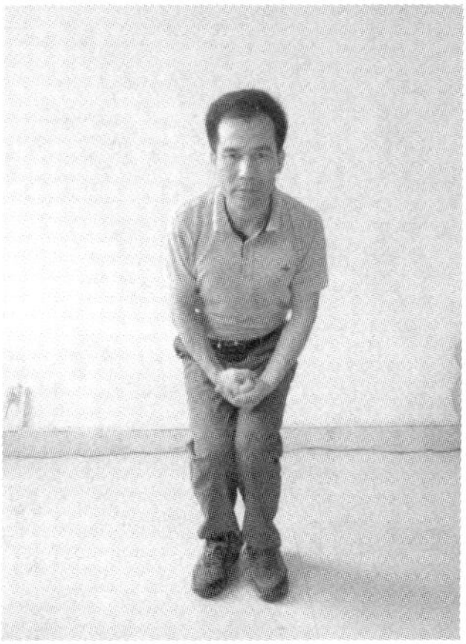　　　　　图 10-57

（2）蹬右腿，冲左拳（重心左腿），目视左拳（见图10-58）。

（3）左脚下落成马步，冲左拳，冲右拳（重心两腿之间），目视左右拳（见图10-59、图10-60）。

（4）右腿屈膝提于身前，左手握拳外拧于头上，左腿向右腿内侧震踏，两腿屈膝半蹲；同时左拳向下以拳背在体前砸击右掌心，目视左拳（见图10-61、图10-62）。

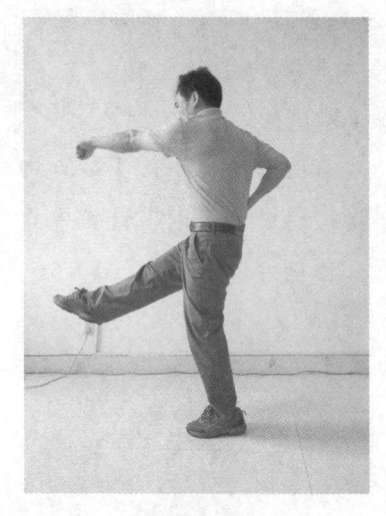

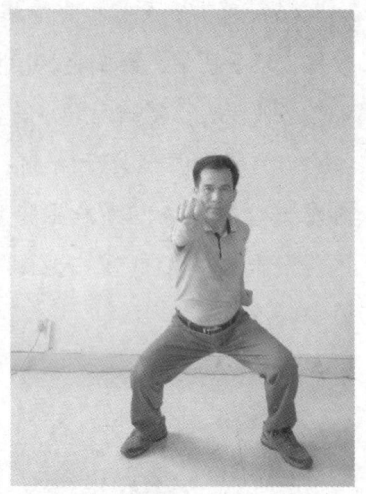

图 10-58   图 10-59

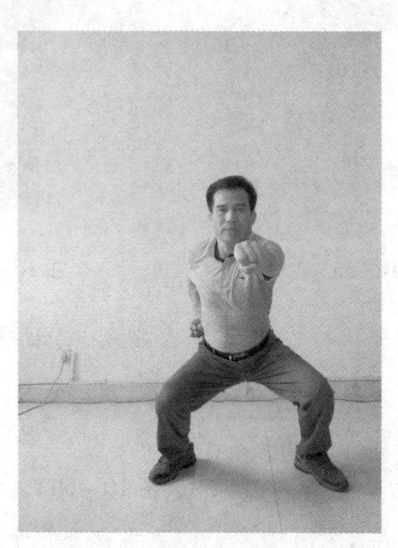

图 10-60

(5) 蹬右腿(重心左腿),冲左拳,目视左拳(见

图 10 – 63)。

（6）右脚下落成马步，冲右拳，冲左拳（重心两腿之间），目视右、左拳（见图 10 – 64、图 10 – 65）。

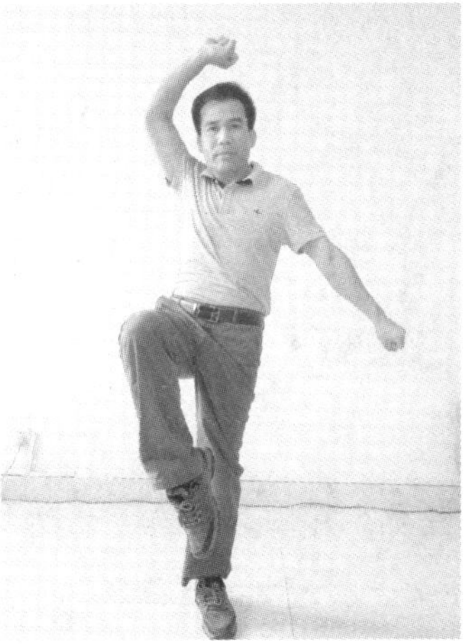

图 10 – 61

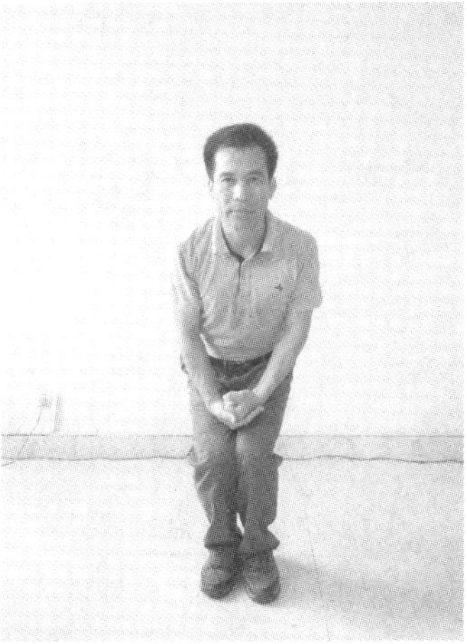

图 10 – 62

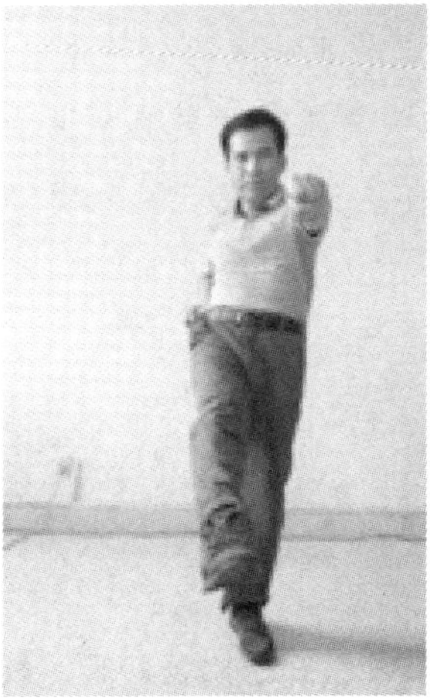

图 10 – 63

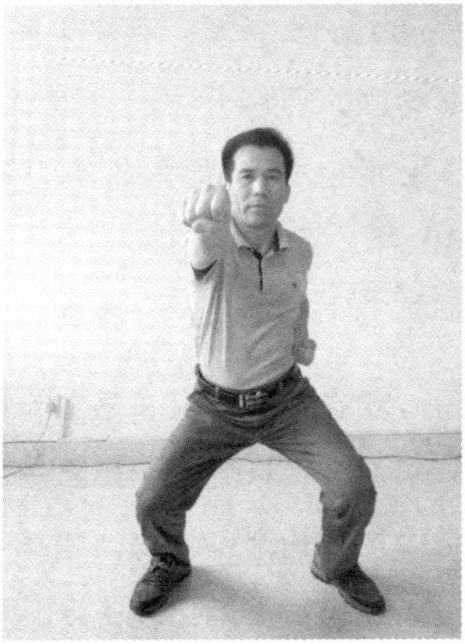

图 10 – 64

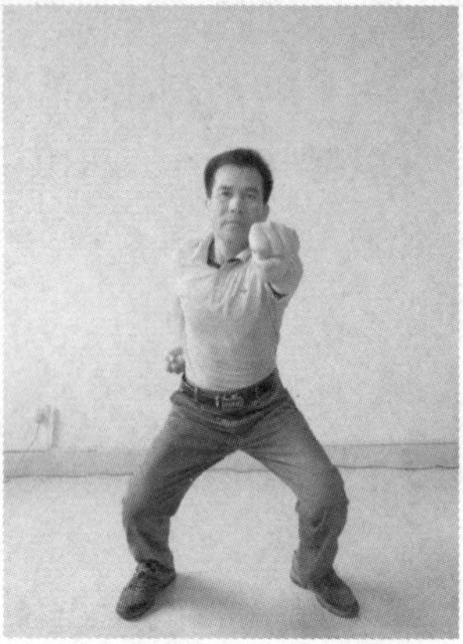

图 10-65

（7）动作要点：提膝与向上拧臂，震脚与砸拳要协调一致。砸拳时不可低头弓腰，蹬腿要平于膝，支撑腿稍屈，冲拳时拧腰、顺肩、上体正直，马步冲拳要步稳、身正、快速有力。

（8）内外放松：做完震脚砸拳、马步冲拳能量转化之后，自然站立，两脚开立，与肩同宽，头要正，颈要直，两肩要平，目视前方，两手自然下垂，自然深呼吸 3～5 次（见图 10-6、图 10-7）。

第五步骤：总结、检查、交流

心理咨询师：现在感觉如何？

求助者：很舒服，比上一次更舒服。

心理咨询师：饮食、睡眠如何？

求助者：大脑比较清晰，不会很晕，肚子比较舒服，饭量有所增加，睡眠也变好了。

心理咨询师：每天都有按照布置的作业训练吗？

求助者：每天都是按照布置的作业完成。每次训练完后，心里都会比较舒服，感觉较好。

心理咨询师：很好，恭喜你正在朝好的方向发展，你一定会好起来的。每一天都要坚持下来。我们一起继续努力，争取下一次更好。

求助者：好的。

心理咨询师：你在街上散步、走路，是否按照"主观（主体）情绪情感与客观（客体）分离"的方式去观察、分析、欣赏客观事物、人物、景物之类？

求助者：是的，很有效果，现在不会再带着情绪情感来看待事物。

心理咨询师：很对，当你身处在物质环境中：风景、房间、学校环境、小河边、江河中、江岸、山上、森林、大海边、花园、草坪、机场、坐在正在上空飞行的飞机上、坐在高速前进的火车上、坐在行驶在高速路上的小车上等。应该关注的是事物环境中的物质本体，而不是投射自己的情绪情感。

求助者：是的，我已经慢慢开始尝试，比如，在江边散步，就关注江中小船行驶的速度、江水中波浪的条纹等，对于江边钓鱼的师父舞动钓竿过程中钓钩抛出去的距离，就进行目测估算有多少米，很好看、很开心，心里就很舒服。

心理咨询师：你已经学会主观和客观分离的技术。你会与江中渔者说："师父：能否教教钓鱼技术，让我来学习钓鱼。"

求助者：我很想试一下钓，但是不敢说，只是心里很想试一试钓鱼（笑了）。

心理咨询师：下一次在江边再次看到江上渔者，君子动口还要动手，你一定要大胆说："师父！能否教教钓鱼技术，让我来学习钓鱼？"

求助者：行。下次我一定说："师父！能否教教钓鱼技术，让我来学习钓鱼？"

心理咨询师：是的，很正确，就是这样，坐在火车上可以慢慢地分析车窗外的风景物体，坐在空中飞行的飞机中如果是白天，看看机窗外云彩的厚度，估算飞机离地面的高度，地面的村庄小河、城市建筑密度和房子大小、森林覆盖密度等，这就是关注客观事物的本体，分离主体的情感。你要继续扩大客观（客体）视野范围。平时在上网时，你主要浏览哪种网页？

求助者：主要关注情绪情感类型的言情小说或电影、电视剧，看悲情、悲伤故事，我好像进入小说中，在电影中就是主角，越看越难过。

心理咨询师：提一个建议，在上网时不要关注言情小说、电影等情绪情感的网页，需要关注世界军事、中国军事的发展，世界科技和中国科技的发展，世界经济和中国经济的发展。比如把中国与美国的作战飞机进行比较，把中国和俄罗斯的大型作战飞机比较，中国二炮的发展，中国潜艇、航空母舰等的发展。这样，就可以发现自己的客观视野在不断扩大，理性思维也在不断得到加强和发展，负性情绪情感也会随之消减，心里就会比较舒服。

求助者：行，我试试看。

心理咨询师（布置作业）：继续完成上次和本次能量转化训练、主客与客观分离方法方式的分析、欣赏。

求助者：会努力的，会按照老师的方法去做。

（四）具体咨询过程（节选3）

第三次心理咨询（2010年4月9日）

主要继续运用武术阴阳平衡模式心理疗法、认知行为疗法，通过与求助者的交谈，心理咨询师发现她是从高考之前才出现抑郁情绪、失眠、多愁善感、主观情绪情感投射、考试焦虑等状态，这很可能与她本人多愁善感的性格，过度关注自己的名誉、荣耀、自尊心、学习压力和高考有关，经过进一步的交谈，心理咨询师发现，因为她高考没有考好，曾经受过父亲的批评，致使其对大学英语四级考试更加看重名誉、名声、荣耀，不断强化抑郁情绪、强化自我，增加自我关注的内部刺激，忽视了对客观物质本体的兴趣，消减了人际关系的沟通交流技巧，致使她的内心世界中主观与客观失去平衡，自我与本我失衡，形成了过度强调自我、过度关注自我的阴阳失衡心理。

因此，其负性情绪情感能量大于正性情绪情感能量，长时间囤积的负性情绪能量不能得到及时释放，正性能量极少补充，患者的情绪情感投射到自身周围的客体物质环境中，形成触景生情、触景伤情的个性表征。

患者经过药物治疗，服药后会头晕，一旦停药，负性情绪又开始发生，依赖药物，同时害怕服药的矛盾心理也随之出现，由于长时服药不见好转，于是产生绝望心理，致使自杀心理倾向日渐显著。

在大学期间的各种能力考试，也会增加求助者的压力，产生紧张、焦虑情绪，由于紧张、压抑、焦虑情绪严重，记忆力下降，导致了第一次大学英语四级考试失败，这又导致其第二次对大学英语四级考试的紧张、压抑、焦虑情绪加重，因此，造成了恶性循环。心理咨询师向求助者解释了紧张、压抑、焦虑情绪问题产生的根源，解释了大学英语四级考试是否过关与其能否毕业，是没有关系的；同时帮助求助者认识到原因的背后，其实是只她的一些不合理的观念和认识在起作用。

第一步骤：复习、回顾、检查上次能量平衡转化训练

心理咨询师：这个星期感觉如何？比如睡眠、吃饭、心情。

求助者：这个星期比上个星期感觉更舒服点儿，睡觉比较正常，能够在23点开始上床睡觉，大概23点15分就能睡着，一直到天亮。6点30分左右醒来，肚子比较舒服，饭量有所增加，能够吃下一碗饭。心情没有以前那么压抑了，胸脯间的那一股闷气大部分时间没有出现，但有时还会出现，出现时间很短，不像以前那样长时间不会消失。

心理咨询师：你愿意继续做下去吗？

求助者：非常愿意继续做下去。这样不用服药，头也没有那么晕。

心理咨询师：每天按照布置的任务完成吗？

求助者：每天坚持能量转化训练。坐公交车时，都是欣赏车窗外的风景、建筑、路上行人，感觉很舒服。

心理咨询师：你做得很好！我们一起继续上次的能量转化内容（略），同时增加新的能量转化内容。

第二步骤：上下、左右、前后阴阳能量平衡转化训练

插步摆掌（上下），钩手推掌，弹踢推掌（上下）能量平衡转化训练

预备姿势：自然站立，两手五指并拢，直臂下垂，贴靠大腿外侧，目视前方（见图 10-66）。

（1）两手下摆至右侧，左腿成过渡横弓步（重心两腿之间），目视两手（见图 10-67）。

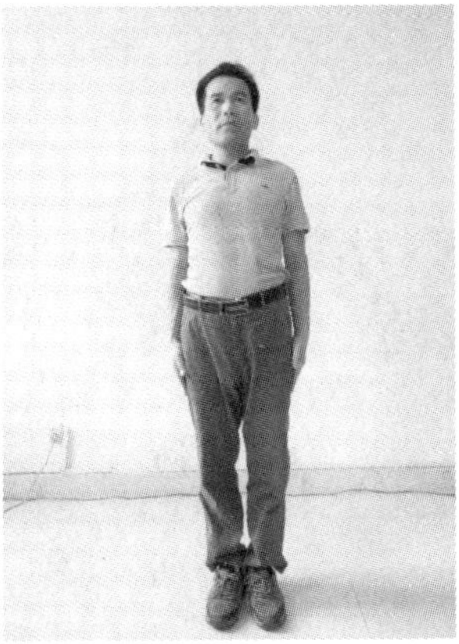

图 10-66 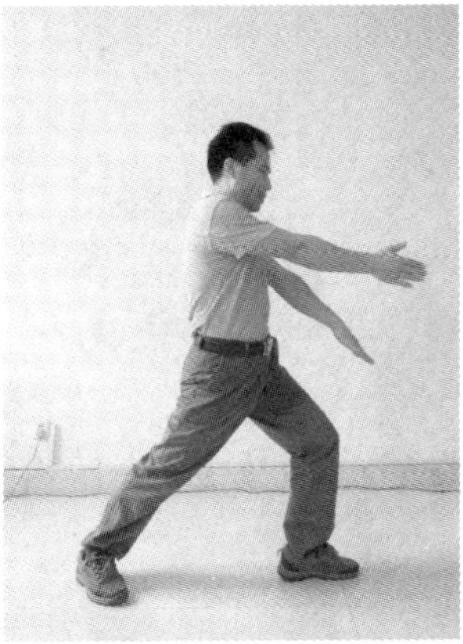   图 10-67

（2）右腿向左脚后迈一大步成左腿弯曲（根据自身的步伐大小），右腿伸直后插步；同时两臂向右、向上，经头前摆至左侧，与肩同高，右臂伸直立掌，左臂屈肘，左拳立于右肘内侧，目视右掌（见图 10-68）。

（3）上体右转 180 度成右弓步，两手收回腰间，右掌变钩随转体向后反臂成钩手，钩尖朝上，左掌向前推掌（重心两腿之间），目视左掌（见图 10-69）。

（4）重心移至右左腿，右腿绷脚尖向前弹踢，右拳收至腰间，同时左钩手变掌向前推击成弹踢推掌（重心左腿），目

视左掌（见图10-70）。

（5）左腿下落成左弓步，同时左掌变拳收至腰间，右拳从腰间向前冲出（重心两腿之间），目视右拳（见图10-71）。

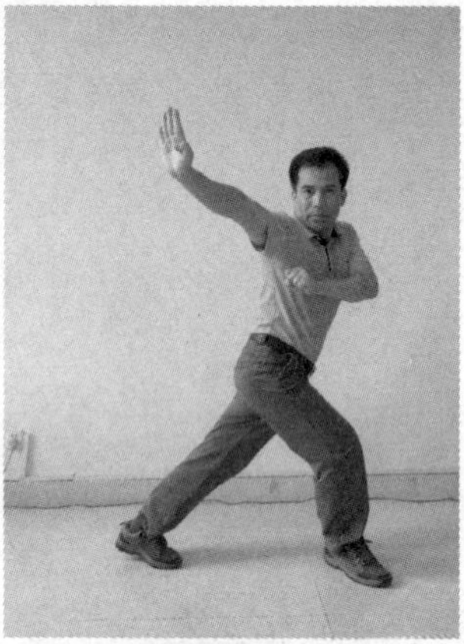

图10-68

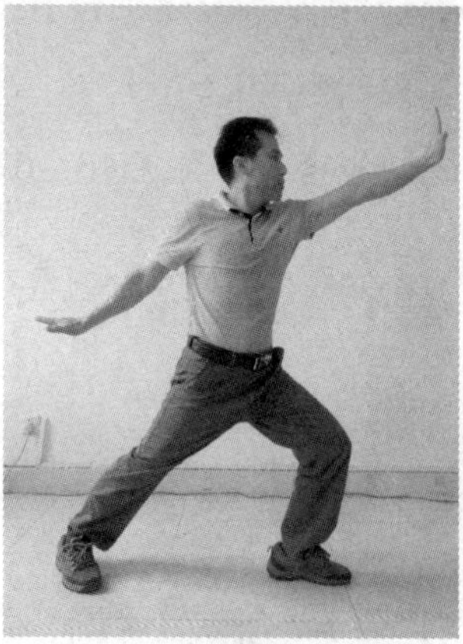

图10-69

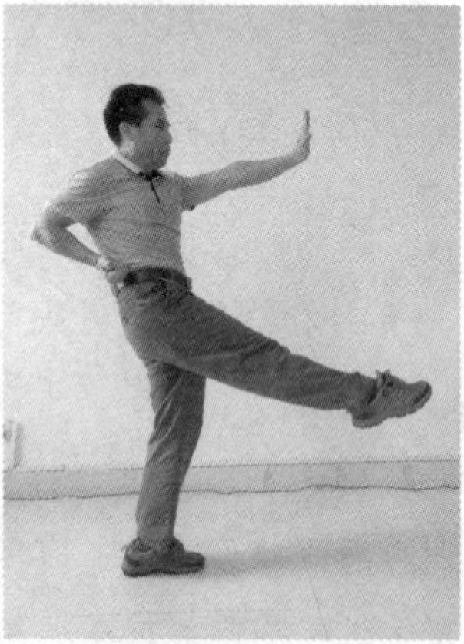

图10-70

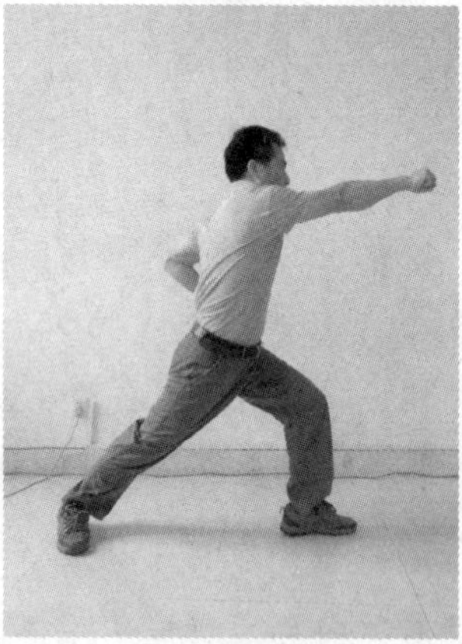

图10-71

（6）动作要点：插步与摆掌要同时完成，转身要圆滑，勾手推掌与弓步动作要协调一致、快速有力。弹踢与推掌要同时完成。弓步冲拳动作要与转体、落步与冲拳协调配合。

（7）内外放松：每个动作重复训练三次，三次都做完之后，自然站立，两脚开立，与肩同宽，头要正，颈要直，两肩要平，目视前方，两手自然下垂，自然深呼吸3～5次（见图10-6、图10-7）。

第三步骤：抡臂砸拳，弓步冲拳（左右）能量平衡转化训练

（1）右拳向右前下方伸出，上体右转180度成右弓步（重心在两腿之间），目视右掌（见图10-72）。

（2）接着动作不停，向左后转体180度，同时左臂向上、向左、向下绕环至髋高时屈臂外旋，使掌心向上置于腹前；右臂向后、向上抡起下砸，以右拳背砸击左掌心，同时右腿屈膝提起，在砸拳的同时下落震脚成并步半蹲，上体稍向前倾（重心两腿之间），目视前下方（见图10-73）。

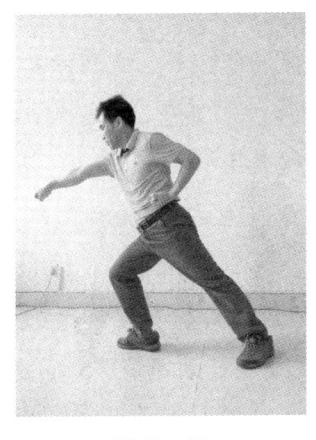

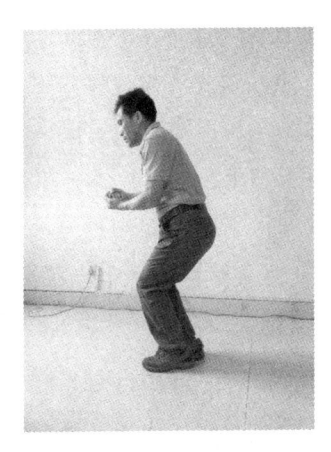

图10-72　　　　　图10-73

（3）左脚向前上一步成左弓步，同时冲左拳（重心在两

腿之间），目视左拳（见图 10-74）。

（4）上体向右转体 180 度，成右弓步，同时冲右拳（重心在两腿之间），目视右拳（见图 10-75）。

图 10-74

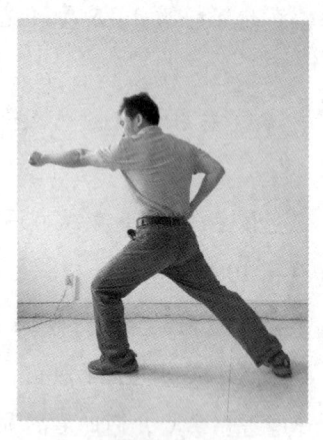

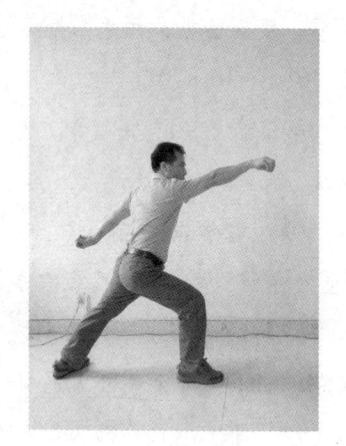

图 10-75

（5）动作要点：托臂、绕环转体要协调，砸拳与震脚要同时。左右冲拳要快速有力，眼随手走。

（6）内外放松：每个动作重复训练三次，自然站立，两脚开立与肩同宽，头要正，颈要直，两肩要平，目视前方，两手自然下垂，自然深呼吸 3~5 次（见图 10-6、图 10-7）。

第四步骤：震脚左弓步双推掌（左右），抡臂拍脚（上下），弓步顶肘能量平衡转化训练

（1）身体向右转体 90 度，同时右脚提起在原地下踩震脚，左脚收至右脚内侧屈膝提起，同时，两拳变掌体前交叉，经头上画弧分开收至腰侧；左脚向前上一步成左弓步，双手从腰间向前推掌，目视前方（见图 10-76）。

（2）左手经右腋处向下、向前画弧于头前上方，同时右

手向上、向后经下往上以右手背击拍左手心（重心两腿之间），眼随视左掌（见图 10 - 77）。

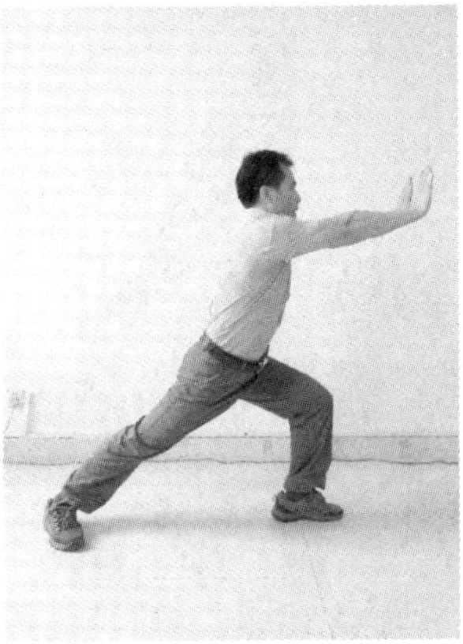

图 10 - 76 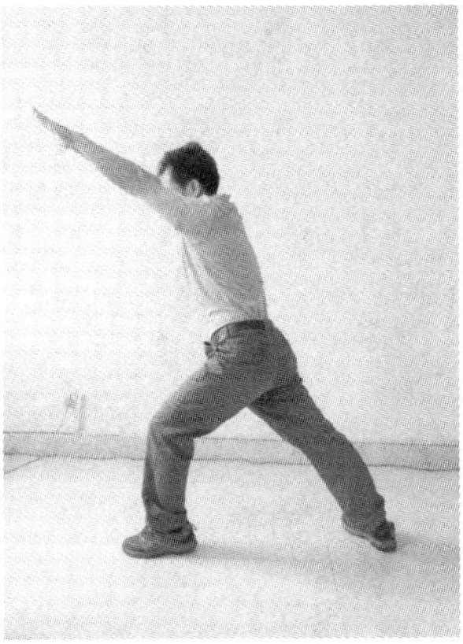　　　　　　图 10 - 77

（3）上动不停，左脚向上踢起，脚面绷平，用右手击拍左脚面（脚掌绷直有力，重心在右腿）；目视前方（见图 10 - 78）。完成后左右脚轮拍。

（4）前势不停，左腿向左落成左弓步，右臂顺势屈肘，握拳于胸前，同时右臂屈肘，左掌心附右拳面上；随即以右肘尖为力点向右顶出（重心左腿）；目视右前方（见图 10 - 79）。

（5）动作要点：转身、跺脚、两臂交叉上举，绕至腰间，动作协调一致，落步与双推掌要同时完成。抡臂要走立圆，击拍脚要响亮，快速有力，干净利落。顶肘时上体、腰、肩动作要刚劲有力。

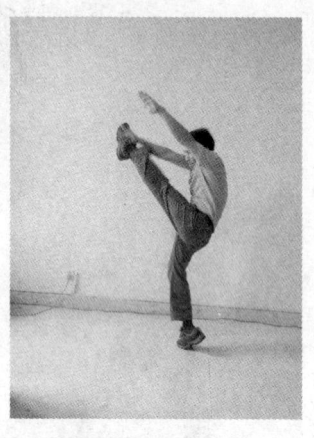

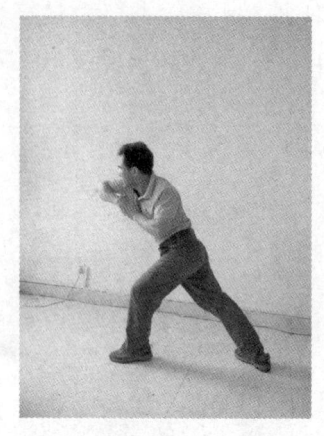

图 10-78　　　　　　　图 10-79

（6）内外放松：每个动作重复训练三次，自然站立，两脚开立，与肩同宽，头要正，颈要直，两肩要平，目视前方，两手自然下垂，自然深呼吸 3～5 次（见图 10-6、图 10-7）。

第五步骤：歇步冲拳，提膝穿掌，仆步穿掌，虚步挑掌，震脚提膝上冲拳能量平衡转化训练

（1）上体向左转体 180 度，左脚向右腿后插一步，同时右拳变掌经头上向左下盖掌，掌外沿向前，左掌收回腰间抱拳（重心在右腿），目视右掌（见图 10-80）。

（2）上动不停，两腿下蹲成歇步，同时左拳经右掌上方，向前冲出成平拳（冲拳用力），左掌变拳收回腰间（重心在两腿之间），目视右拳（见图 10-81）。

（3）身体左后转，随即左拳变掌，掌心向下，右拳变掌，掌心向上，由左手背上穿出，同时左腿提膝，左手顺势收回右腋下（重心在右腿），目视右手（见图 10-82）。

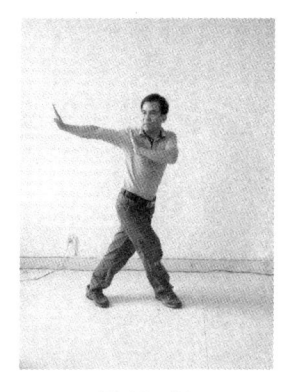

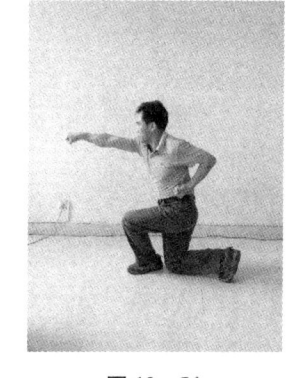

图 10-80　　　　图 10-81

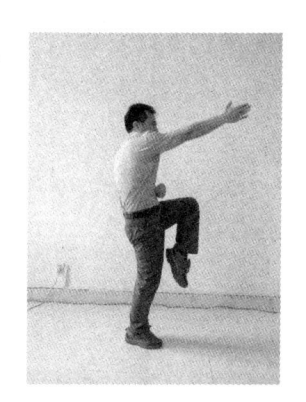

图 10-82

(4) 左脚落地成仆步（左脚尽量水平直线），左手掌指朝左，贴左腿内侧穿出（重心在两腿之间），目视左掌（见图 10-83）。

(5) 上动不停，重心前移，左腿屈膝前弓，左脚蹬地向前上步，成左虚步，同时右手向上、向后画弧成钩手，稍高于肩；右手由后向下、向前顺左腿外侧向上挑掌，掌指向上，高与肩平（重心在左腿），目视前方（见图 10-84）。

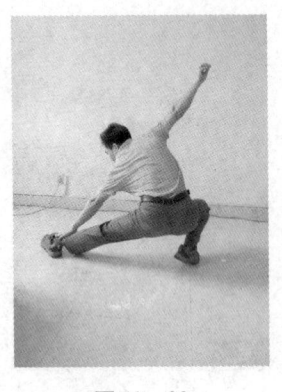

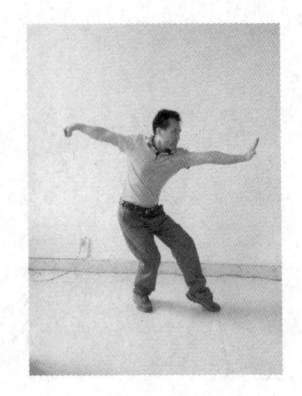

图 10-83　　　　　图 10-84

（6）上体左转 90 度，同时右腿屈膝提起，随即下震右脚，提左腿，脚面绷直，脚尖下垂内扣，左掌向右、向下，经面前屈肘收于右胸前，拇指一侧贴胸，掌指朝上。同时右臂微内旋，屈肘贴身向上冲拳，拳心向左（重心在右腿），目视左前方（见图 10-85）。

（7）动作要点：撤步与盖掌、歇步与冲拳动作要协调。仆步要拧腰、转头，上冲拳上臂贴耳，冲拳、转头，拧腰要同时完成，虚实相互转化（阴阳能量相互转化）。

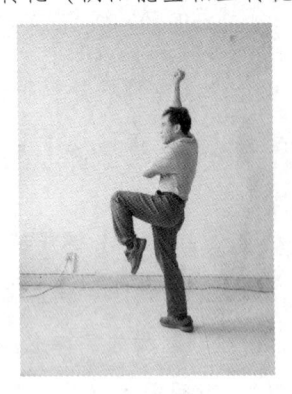

图 10-85

（8）内外放松：每个动作重复训练三次，自然站立，两脚开立，与肩同宽，头要正，颈要直，两肩要平，目视前方，两手自然下垂，自然深呼吸3~5次。

第六步骤：弓步架拳，蹬腿架拳，转身提膝双挑掌能量平衡转化训练

（1）左脚向左上一步，身体向左转体90度，成左弓步；同时左臂内旋屈肘向上，横架于头前左斜上方，拳心向上；左拳向下经腰间臂内旋向前冲出，拳心向下（重心在两腿之间），眼向前平视（见图10-86）。

（2）重心移至右腿，左腿屈膝提起，脚尖上钩，向前下蹬踢，高不过膝；同时左臂外旋下压于腹前，拳心向上；同时右拳收抱于腰侧（重心右腿），目视前方（见图10-87）。

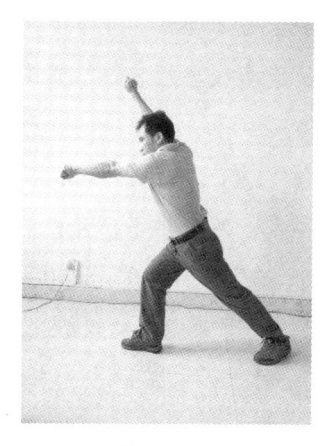

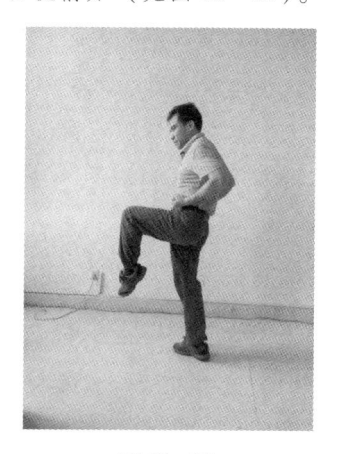

图10-86　　　　　图10-87

（3）上动不停，右脚后撤一步还原成左弓步架打姿势（重心在两腿之间，见图10-88）。

（4）两拳变掌，经头上随上体右转180度摆至右侧；两

掌由右向下、向前成双挑掌，同时提右膝，脚面绷平（重心在右腿），目视两掌（见图10-89）。

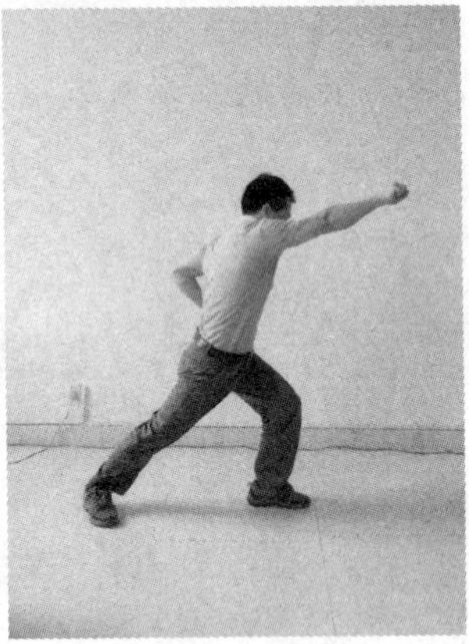

图10-88 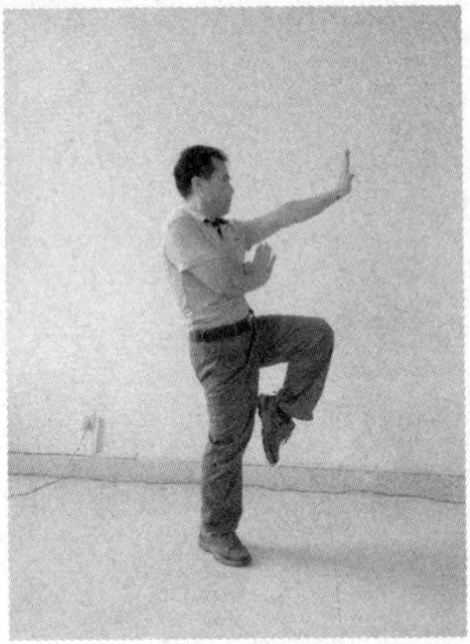　　　　　　图10-89

（5）动作要点：落步要轻、稳，弓步与架、冲拳要同时；蹬腿、下压要有力，提膝与挑掌动作路线要清楚，眼随手走，虚实相互转化（阴阳能量相互转化）。

（6）内外放松：每个动作重复训练三次，自然站立，两脚开立，与肩同宽，头要正，颈要直，两肩要平，目视前方，两手自然下垂，自然深呼吸3～5次（见图10-6、图10-7）。

第七步骤：提膝穿掌，仆步穿掌能量平衡转化训练

（1）右掌变拳收至腰侧，拳心向上；左掌向上、向右画弧盖压于身前，掌心向前，同时左腿下落成脚尖点地（重心在右腿），目视左掌（见图10-90）。

（2）上动不停，左腿屈膝提起，脚尖内扣；同时左掌从腰侧经右臂内向前上方穿出，掌心向上，略高于肩；左掌顺势收至右腋下（重心在右腿），目视左掌（见图10-91）。

下　篇　武术阴阳平衡模式心理疗法个案实施　257

（3）左腿全蹲，左腿向左后铲出成左仆步；右臂不动，右掌由左腋下掌指向前贴身体内侧向右脚面穿出（重心两腿之间），左右手成一水平线，右脚掌贴紧地面，眼随视右掌（见图 10 - 92）。

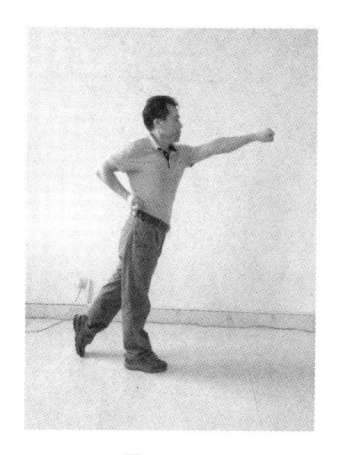

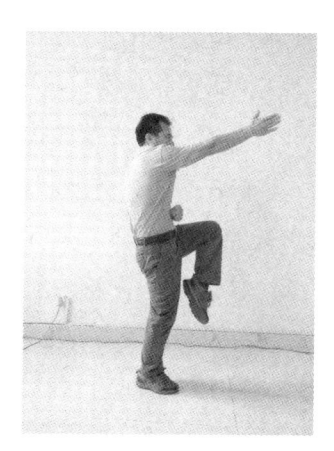

图 10 - 90　　　　　　　图 10 - 91

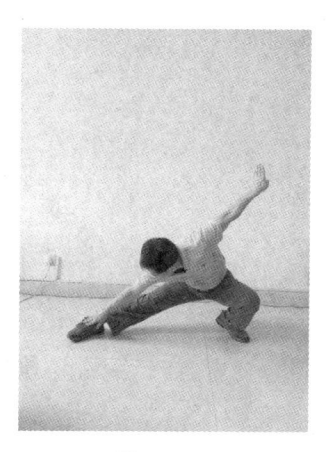

图 10 - 92

（4）动作要点：提膝穿掌支撑腿与右臂要充分伸直，仆步甩头，拧腰、穿掌要同时完成，眼随手走，虚实相互转化（阴阳能量相互转化）。

（5）内外放松：动作重复训练三次，自然站立，两脚开立，与肩同宽，头要正，颈要直，两肩要平，目视前方，两手自然下垂，自然深呼吸3~5次（见图10-6、图10-7）。

第八步骤：仆步抡拍，弓步架栽拳能量平衡转化训练

（1）根据上面的动作，接着不停，重心左移成左弓步，同时右掌向左前下方伸出，掌指向下；左掌屈臂于体前（重心在左腿），立掌贴近右臂肘关节上方（见图10-93）。

（2）接上动作不停，向右转体成左弓步，同时右臂由前向上、向后抡臂画弧至右上方（重心在左腿），右掌下落至右下方（见图10-94）。

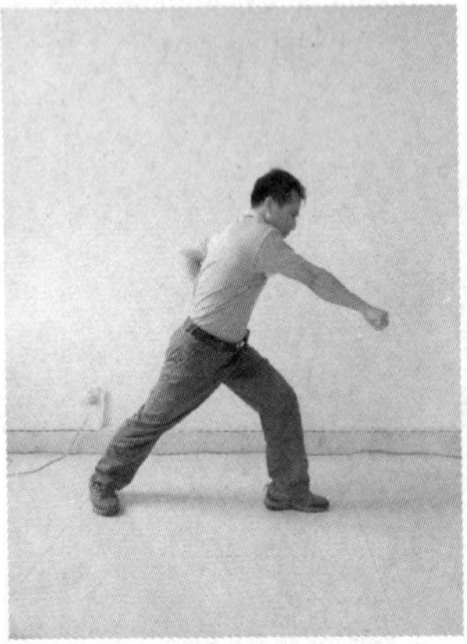

图10-93 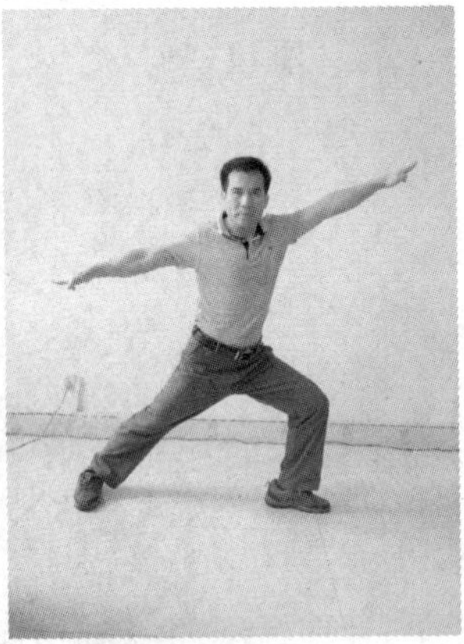　　　　　　　图10-94

（3）接上动作不停，上体右转，同时右臂直臂向下、向后抡臂画弧至后下方；左臂直臂向上、向前抡臂画弧至前上方（重心在两腿之间，见图10-95）。

下　篇　武术阴阳平衡模式心理疗法个案实施　259

（4）接上动作不停，向左转体成右仆步，同时右臂直臂向上，向下抡臂画弧至右腿内侧拍地；左臂向下、向左抡臂画弧停于左上方（重心在两腿之间），左脚尽量成一水平线，脚掌贴紧地面（见图10-96）。

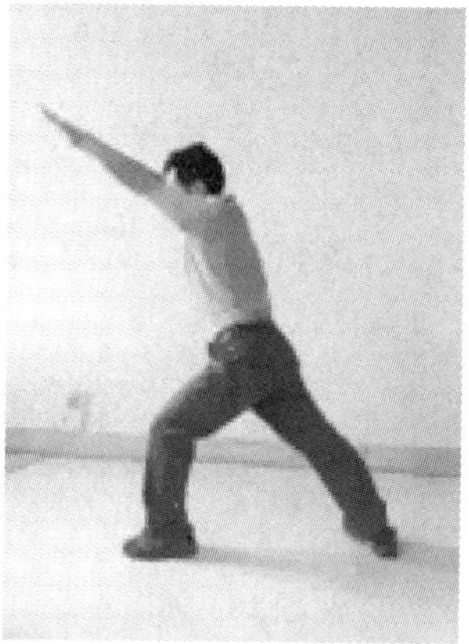

图10-95 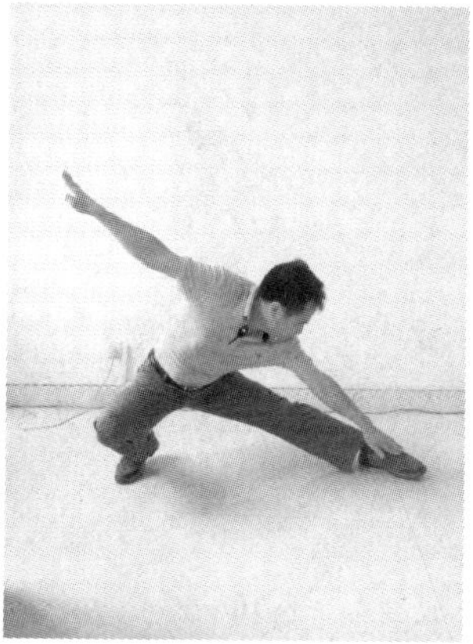　　　　图10-96

（5）身体上起成右弓步，同时右掌变拳，由下向右、向上架拳于头部左上方；右掌变拳，向左下栽拳，左前臂内旋，拳面附着在左膝上方，上体左转，眼随视右拳（重心在两腿之间），转视左前方（见图10-97）。

（6）动作要点：托臂走立圆，向上托臂要贴近耳，向下托臂要贴近腿；弓步架栽动作身法要自然。

收势：

（1）左脚向前上一步，尽量成一水平线，左脚掌贴紧地面，同时两拳变掌经头上交叉向两侧打开，目视右掌（见图10-98）。

（2）右脚收回与左脚并拢，同时两臂屈肘抱拳收于腰侧；

头向左转,目视左前方(见图10-99)。

(3) 还原,两手五指并拢,直臂下垂贴靠大腿外侧,目视前方(见图10-100)。

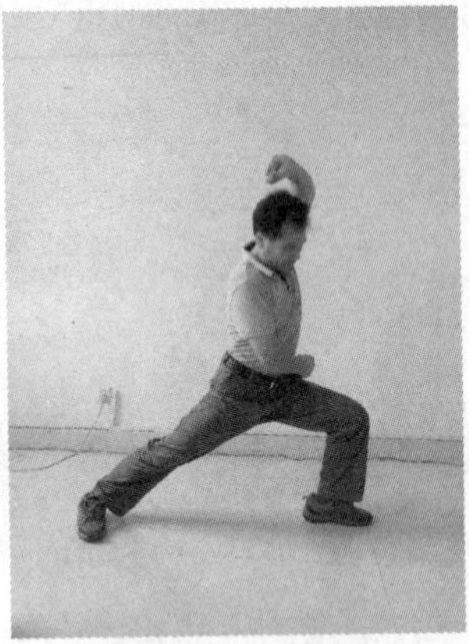

图 10-97

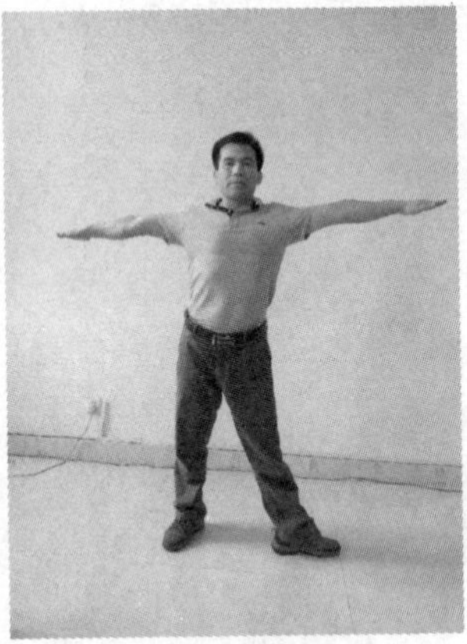

图 10-98

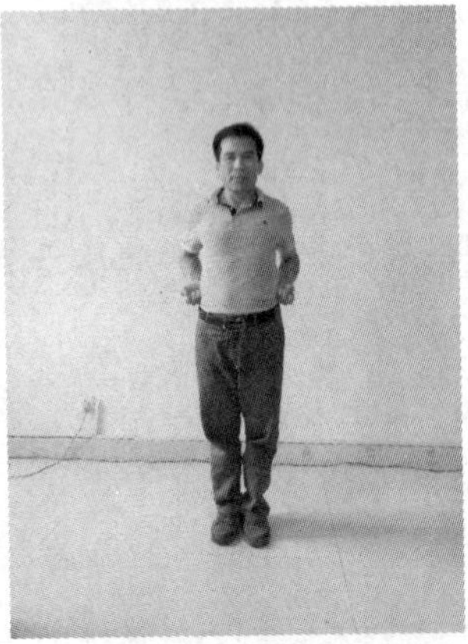

图 10-99

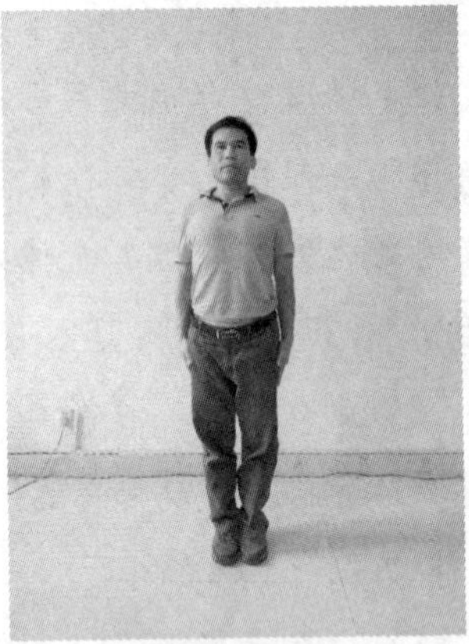

图 10-100

(4) 动作要点:上步和分掌、并步与抱拳协调配合,腿随手动,虚实相互转化(阴阳能量相互转化)。

(5)内外放松:动作重复训练三次后,自然站立,两脚开立,与肩同宽,头要正,颈要直,两肩要平,目视前方,两手自然下垂,自然深呼吸3~5次(见图10-6、图10-7)。

第九步骤:主观(主体)与客观(客体)分离技术

心理咨询师:现在我们一起来欣赏下面的风景画面。

求助者:可以。

心理咨询师:你看图10-101的风景,是什么季节?什么树叶?

求助者:应该是秋天吧!

心理咨询师:依据是什么?

求助者:一般秋天树叶才会红黄色或黄色,是枫树叶。

心理咨询师:你是如何判断的?

求助者:枫树叶到秋天就会慢慢变黄或变红。

心理咨询师:摄影师是早上、中午还是下午拍摄的?

求助者:不是早上,也不是下午,应该是上午拍摄的。

心理咨询师:你是根据什么来判断的?

求助者:早上和下午都会有早霞或晚霞出现,而这里没有出现,中午阳光比较耀眼,这里也没有出现耀眼的阳光,在画中上午会比较合适。

心理咨询师:大概上午几点?

求助者:应该是8点到9点,或10点之前,因为近处的红色树叶上也有阳光出现。

心理咨询师:这幅风景图片美吗?

求助者:很美,好看,看起来很舒服。

心理咨询师:现在你闭上眼睛,回忆一下风景的画面。

求助者：在近处有红色枫树叶，枫树旁边有绿色的树叶，远处有座山峰。山峰不大，山峰背后有柔和的阳光，是一幅美丽风景图片。

心理咨询师：很好。你再看下一幅风景画（见图10-102）。

求助者：行。

心理咨询师：你看这是公园，还是森林，还是其他地方？

求助者：应该是公园，你看草坪都是人工修饰的。

心理咨询师：是什么季节？

求助者：应该夏天，你看，草那么绿。

心理咨询师：如果是南方的公园，比如广州、深圳的公园，到冬天一样很绿。

求助者：因为树上没有枯叶，全是绿叶，所以是夏天。如果是冬天，树上的叶子总会有一些枯叶出现。

心理咨询师：你观察得很细致，也很客观、科学。你再看看，这幅风景画是早晨、早上、上午、中午还是下午拍摄的？

求助者：早上7点到8点拍摄的。

心理咨询师：你判断的依据是什么？

求助者：从太阳光线与地坪线角度可以看出，是太阳刚升起30分钟至1个小时的地平线的30度左右。如果是傍晚的太阳，这种地平线30度左右，应该有晚霞出现，但这里没有晚霞出现，所以是早上的阳光。

心理咨询师：很好，很客观，是理性的。你闭上眼睛，再回忆一下这幅风景画面。

求助者：有一大片很绿的青草地，很平，阳光从树林中穿过，形成一缕一缕的光束，是很绿的风景画面。

心理咨询师：你再看看第三幅风景画（见图 10-103），你看那是湖水还是河水？

求助者：应该是河水。因为，画面的右边是高出向低处流去，在远处还有山谷地势。

心理咨询师：这幅风景拍摄的是南方还是北方？海拔高还是海拔低？

求助者：应该是北方，海拔很高。

心理咨询师：有何依据？

求助者：很远的山峰上有积雪，一般南方山上很少有雪，即是有雪，阳光出来，也会很快融化，山顶云层也较多，海拔高才会有云层出现。山上的树木也不多、不大，一般高原地势才会出现这种现象。

心理咨询师：你估计是哪个地方会有这种山势？

求助者：应该在高原地带，可能是西藏的山势。

心理咨询师：你的判断很准确，并且依据充分。以后你继续采用这种方式去分析自身周围的风景，你自己视线中的风景。如果是建筑物，你就应该分析建筑风格、建筑楼层、楼层的高度、建筑的装饰等。你必须把主观情绪情感和客观事物分离开来，以后形成一种习惯，你就不会把自己主观的、不合理的情绪情感投射到景物中去，从而摆脱触景生情、触景伤情、触景伤怀的状况。

求助者：我已经知道应该这样做了。在分析风景、建筑、河流时，学会采用上面的方式，心里就会舒服很多。在大脑中有很多美丽风景的画面，伤心画面近期很少出现。

心理咨询师：一个星期偶尔出现，是正常的，比如有一次、两次出现也是正常的，不必紧张。

求助者：我已经明白，会继续按照老师的方法去做。

心理咨询师：祝你开心！

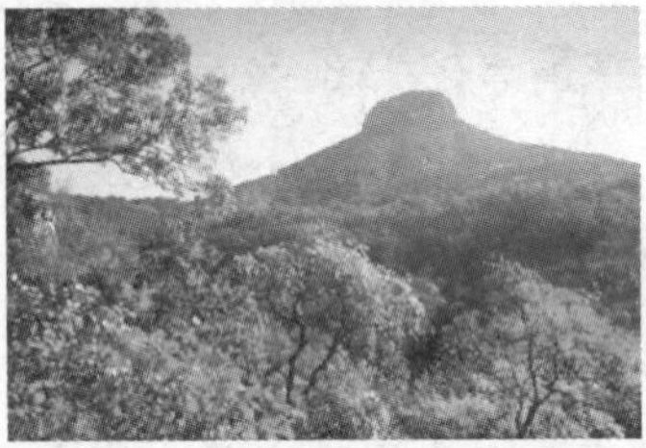

图 10 - 101

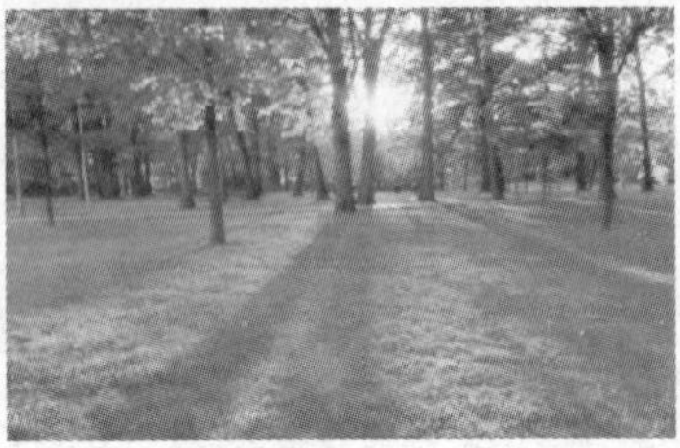

图 10 - 102

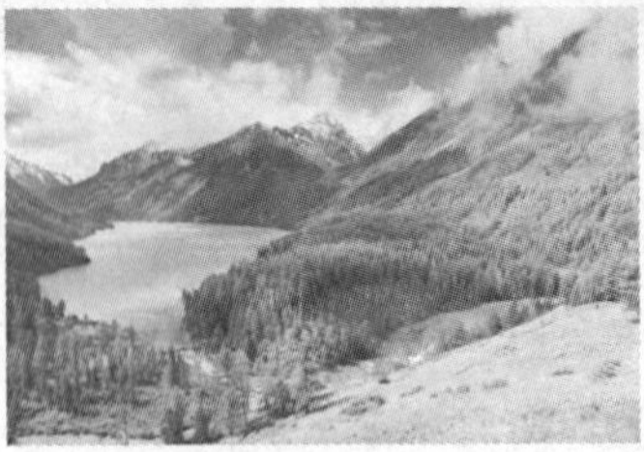

图 10 - 103

第十步骤：布置本次任务作业

心理咨询师给患者布置作业

任务 1：完成本次的武术阴阳平衡模式心理能量转化训练，并每天坚持；每天出门时，对于出现在自己视野中的景物应该好奇地欣赏、分析，在欣赏过程中必须把主观情绪情感与客观事物相分离，关注客体、物体本身。

任务 2：每天下午至晚上 8 点前选择合适的时间，患者自己进行户外慢跑运动，每天增加一段路程（每天至少增加 100 米以上），根据自身的情况增加路程。慢跑速度也根据自己的情况而定。

抑郁症患者，大部分是缺乏运动，肺活量也比较低，慢跑可以增强抑郁症患者的肺活量，即通过运动增强抑郁症患者的体量。

上下、左右、前后阴阳能量平衡转化训练说明

这种能力转化训练，是通过武术中拳术的基本套路改良而来，具有一定的实用性，体现了武术的基础动作。为了帮助求助者更加方便地训练和掌握，可以对此进行进一步简化，比如勾、掌、拳、步伐距离等，可以求助者自身的身高来定，能够掌握基本手型即可，没有必要像练武者那样严格要求。如果求助者能够达到像练武者一样的严格程度当然会更好，但心理咨询师的目标是阴阳平衡训练，不是习武，所以可以放宽要求，训练的目标是武术阴阳能量平衡转化。

上下、左右、前后阴阳能量转化训练，是以武术基本功原理原型进行训练，在训练中的基本手型、基本步型、基本腿法等，都是从武术的基础动作和技击的原型编排的。因此，在改良训练的动作时，每一个基本动作都必须考虑到是否符合武术阴阳平衡模式原理，因此必须保持动作的原型，比如，套路中的震右脚砸右拳、马步右左冲拳、震左脚砸左拳、马步左右冲拳、抡臂砸拳等，都体现了"武术阴阳平衡模和一拳多用"等技击方法原理。

这样做的目的，也是为了以后训练求助者的自我防护能力，提高抑郁症患者具有自我保护能力的信心，增强其正性能量。因此，每次训练前，都必须在复习上一次训练的内容后，再训练新的内容。在训练这些动作时不仅要求患者要专注、不

能分心，而且要求发力完整、步法灵活，手、腿、身、步伐、眼睛（视线）、呼吸均要协调配合。这对抑郁症患者的柔韧性、灵敏度、速度、协调等身体素质都会有很大的提高，能够增强肌肉韧带的伸展性和弹性，有助于提高中枢神经系统和内脏器官机能，以达到物理系统平衡、生理系统平衡和心理系统平衡。

经过多次简化，训练程序的套路结构简单、动作精练，动作的起伏转折、快慢停顿过渡衔接自然，有利于心理咨询师教学，也有利于求助者领会。全套动作层次分明，相互联系、衔接紧密、过渡自然，方便求助者掌握。

武术阴阳平衡模式心理能量转化训练的重点、难点

（1）重点。

每个套路中动作与动作之间的衔接自然，最好做到一气呵成。对动作幅度、节奏的把握与处理协调，正确理解攻防中"阴阳平衡"的含义、动作与眼神的一致性，以及武术精、气、神的体现。

（2）难点。

开步前推双掌、翻掌抱拳、震脚砸拳、马步冲拳、抡臂拍脚、弓步顶肘、仆步轮拍等动作有较大的难度，容易出错，也是教学、练习中的难点。震脚砸拳动作不连贯，蹬腿冲拳重心不稳，力点不明显，马步左右冲拳动作不规范等是学习者常犯的错误。

（五）具体咨询过程（节选4）

第四次心理咨询（2010年4月16日）

第一步骤：复习、回顾、检查上次能量转化训练

说明：如果抑郁情绪经过前三次的能量平衡训练，患者已经恢复体能，记忆力提高，食欲增强，抑郁情绪逐渐消失，睡眠质量好转，就可以停止吃药，继续复习前三次的武术阴阳平衡模式训练。在第四次心理咨询或心理治疗时，必须进行失眠、情绪、记忆、人际关系、躯体、饮食等项目的调查。

心理咨询师：这段时间休息（睡眠质量）如何？

求助者：很好，晚上几乎不醒。

心理咨询师：跑步能坚持多长时间？大概多少千米？

求助者：能跑20分钟，1000米左右。

心理咨询师：很好，继续坚持运动，增加一段路程。胸脯间的那股闷气还存在吗？

求助者：消失了。

心理咨询师：头部还会晕吗？

求助者：不会，比以前清醒多了。

心理咨询师：现在记忆有没有改善？

求助者：现在不会丢三落四，能记住该记忆的事情。原来吃药之后头晕，整天想睡，现在不会这样了。

心理咨询师：饭量有增加吗？

求助者：饭量有增加，有时肚子感到饿，还想吃夜宵（笑了），肚子的闷气也消除了。

心理咨询师：人际关系有没有改善？

求助者：有改善，与同学相处比较好，我信任她们，她们也信任我，我们有很多的交流和沟通。

心理咨询师：主要交流的内容中什么比较多？

求助者：交流学习、自然环境、科学技术比较多。原来我不关注自然环境、科学技术，关注我自己的情绪情感比较多，总是关注自我，其实这样不对。现在，我按照你教的方法去做，关注客观事件、客观事物变化，所以与同学、朋友、家人、亲戚交流话题较多，观点比较客观。他们都说我变化很大，变得开朗，学会幽默、开玩笑了。

心理咨询师：这样就对了，很好。你还要继续努力，你已经好很多了。你继续坚持这种方法，每天训练自己，形成习惯，只有好处，没有任何副作用。你心情好，一切就都好。

求助者：已经意识到心情好，才是真的好！谢谢老师的指导！

心理咨询师：这次考试的时候你是怎么想的？

求助者：这次考试一定要考好。

心理咨询师：相信你能考好。

求助者：是的，现在知道了，大学英语四级考试与毕业证书是没有关系的。所以我现在轻松了很多，记英语单词也容易多了，心情没有以前那样紧张，学习的时候也比较轻松，相信这次大学英语四级一定能考过。

第二步骤：帮助求助者改变不合理的认知和观念，减轻压力，释放和解除焦虑情绪

心理咨询师：考试成绩的好坏是由许多因素影响的，比如：你平常知识掌握得比较牢固，轻松应对考试，其他一切事情放下，一切都不管，很可能就会考出好成绩；如果，考试的当天你的心情十分紧张，紧张就会干扰你的记忆，许多单词、语法都会因此忘记，就会影响到你的临场发挥，你平时成绩再

好，这时也发挥不出来。在考试前，你可以去关注、观察、欣赏客观事物，比如风景、建筑风格、花卉超市等，让你的心情放松一下。因此，在考试前，你可以自我暗示："我应该放下一切，一切都不管，沉着应对考试。相信我一定能考过关。"这样，你就可以静下心来应对考试。

求助者：是的，以前，我不会这样想。一考试，马上就会联想到那些乱七八糟的事情，现在我不会了，相信这次能考好。

心理咨询师：以前那种心理，也伴有想象挫折，事情还没有发生，你就想象到不能毕业，不能毕业就找不到工作，就要被父母批评等。你把荣耀、名声还有所谓的尊严非常看重，关注客观事物太少，心理就会失去平衡，英语考试只是大学学习的一部分，在客观世界中还有很多未知的知识，科学还有待探索、研究。你必须提高自己的科技求知欲，少关注所谓自我的荣耀、名声、尊严。

心理咨询师：你就是想得很多，行动得很少，大部分时间想的都是自尊心引发的名誉、荣耀、名声，关注别人对你的评价。

心理咨询师：你关注别人对你的评价，其实不是关注别人，而是关注你自己的内心感受，这种就是自己刺激自己，心理学中称之为"内部刺激"，内与外失衡，称之为"阴阳失衡"。

求助者：是的，老师分析得很对，以前我关注我自己，总是走不出来，在心里打转儿。通过每天武术阴阳平衡模式的能量训练，我慢慢地清醒过来了。

心理咨询师：其实第一次大学英语四级考试没有过关，你的父母并没有批评你，只是你自己想象的。

求助者：是的，父母没有批评我，是我自己想象得那样严重，其实并没有那么严重，我以前是想多了。现在你还有这种想法吗？

求助者：没想那么多了。

小结

心理咨询师用语义分析技术，帮助求助者纠正不合理的观念和想法："如果考不好，我就会很惨了，拿不到毕业证书，感到非常对其不起父母，什么都做不成，如果我考不好别人就会瞧不起我"等，帮助求助者重新归因，增强积极的心理。

第三步骤：武术阴阳平衡模式心理能量转化训练

弹腿能量平衡训练

预备姿势：成立正姿势，头部要正，两肩要平，目视前方，手抱拳于腰间，双脚并拢（见图10－104）。

（1）两脚并立，两手叉腰。动作时，左腿屈膝提起，大腿与腰平，右脚绷直，提膝接近水平时，迅速猛力挺膝，向前平踢弹击（重心在右腿），力达足尖（见图10－105）。

（2）大腿与小腿成一直线，高与腰平，右腿伸直或微屈支撑（重心在左腿），两眼平视前方（见图10－106）。

（3）动作要点：挺胸、立腰、脚面绷直、收髋，弹击要有寸劲。右腿屈膝提起，与腰平，右脚绷直。

（4）注意：左右腿各做弹腿连续10次。

（5）内外放松：弹腿能量做完之后，自然站立，两脚开立，与肩同宽，头要正，颈要直，两肩要平，目视前方，两手自然下垂，自然深呼吸 3~5 次（见图 10-6、图 10-7）。

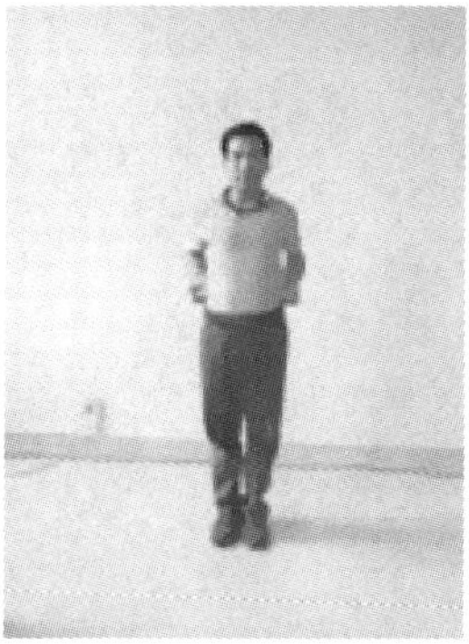

图 10-104

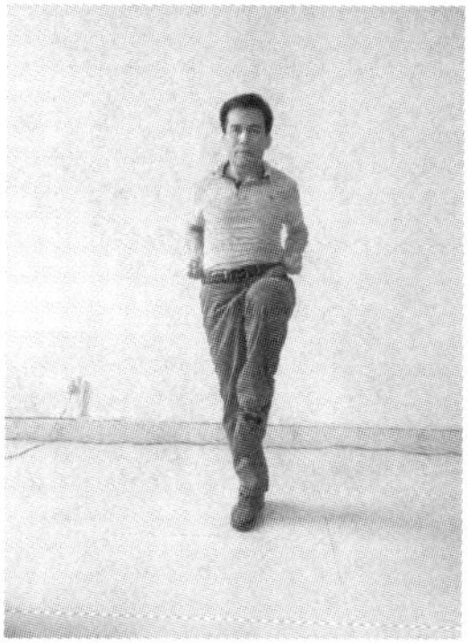

图 10-105

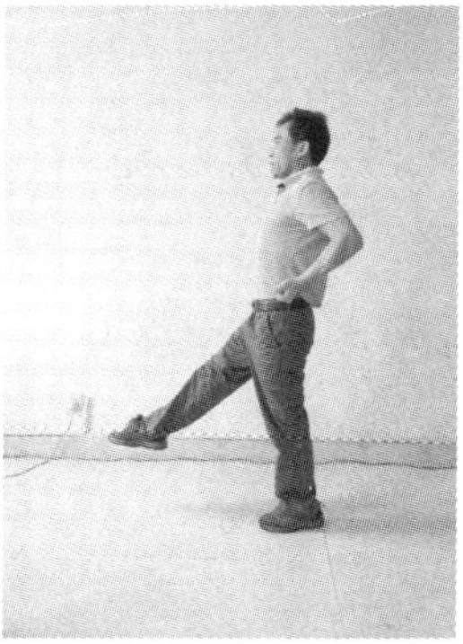

图 10-106

第四步骤：马步冲拳能量平衡转化训练

（1）两腿左右分开，两脚全掌着地，脚尖正对前方，脚尖微内扣，两腿屈膝半蹲，大腿接近水平，膝部不超过脚尖，形成马步，身体重心落于两腿之间（见图 10-107）。

（2）手抱拳于腰间，完成马步后，左右手轮流冲拳（左右冲拳 10 次，见图 10-108）。

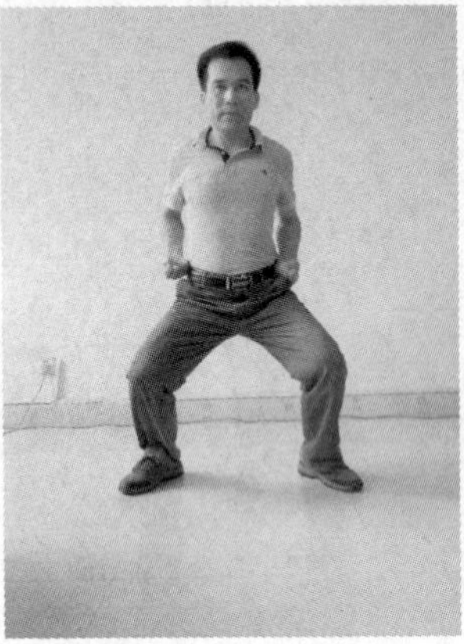

图 10-107 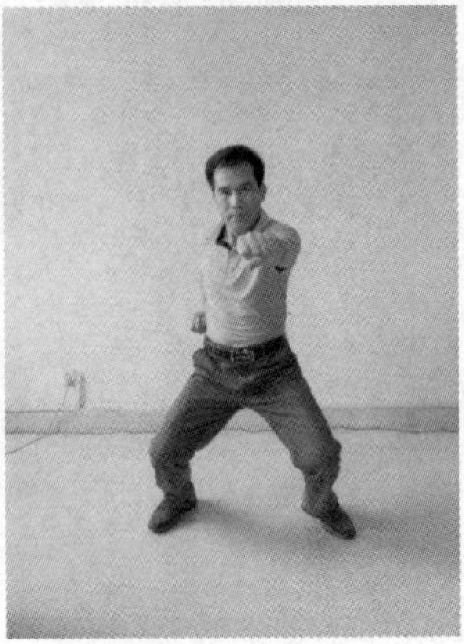　　　　　图 10-108

(3) 动作要点：头要正，目视前方，两肩要平，出拳迅速有力，重心在两腿之间。手臂从腰部摩擦而出，拳心由向上变为向下。

(4) 内外放松：马步冲拳能量转化完成后，自然站立，两脚开立，与肩同宽，头要正，颈要直，两肩要平，目视前方，双手自然下垂，自然深呼吸3~5次（见图10-6、图10-7）。

第五步骤：弓步冲拳能量平衡转化训练

(1) 两腿前后分开，两脚全掌着地，脚尖微内扣，两手抱拳于腰间，前腿屈膝半蹲，大腿接近水平（重心在两腿之间），后腿蹬直（见图10-109）。

(2) 左脚在前，右脚在后，完成左弓步后（重心在两腿之间），右手冲拳（见图10-110）。

(3) 接上动作，配合进步上前，转为右弓步，右脚在前，左脚在后，完成右弓步后，左手冲拳。

（4）动作要领：头要正，两肩要平，目视前方，出拳迅速有力，重心在两腿之间，脚掌紧贴地面。

（5）注意事项：左右弓步以做10次为宜，冲拳时保持自然呼吸。

（6）内外放松：弓步冲拳能量转化完成后，自然站立，两脚开立，与肩同宽，头要正，颈要直，两肩要平，目视前方，双手自然下垂，自然深呼吸3~5次（见图10-6、图10-7）。

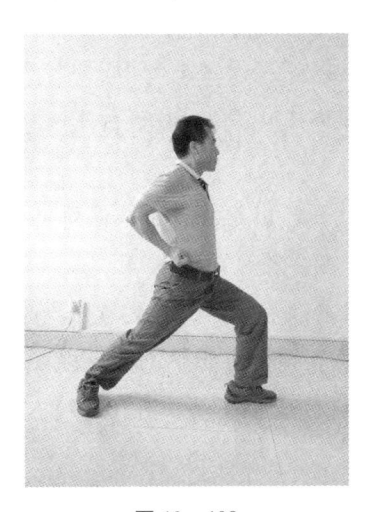

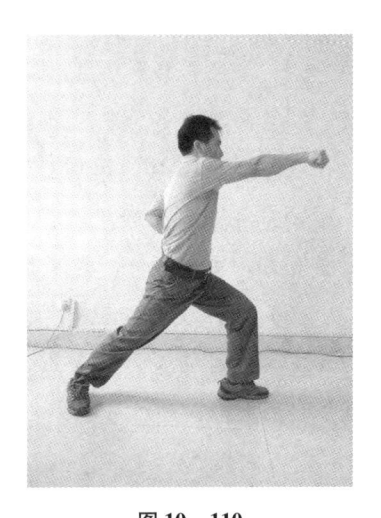

图 10-109　　　　　　图 10-110

第六步骤：弹踢冲拳能量平衡转化训练

预备姿势：成立正姿势，脚掌并拢，头部要正，两肩要平，手抱拳于腰间，两脚并拢（见图10-111）。

（1）左脚向左迈出一步成左弓步。

（2）同时左手向左平搂后收抱腰间，右拳前冲成平拳；拳心向下（重心在两腿之间），目视前方（见图10-112）。

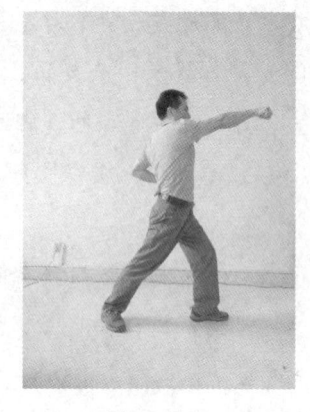

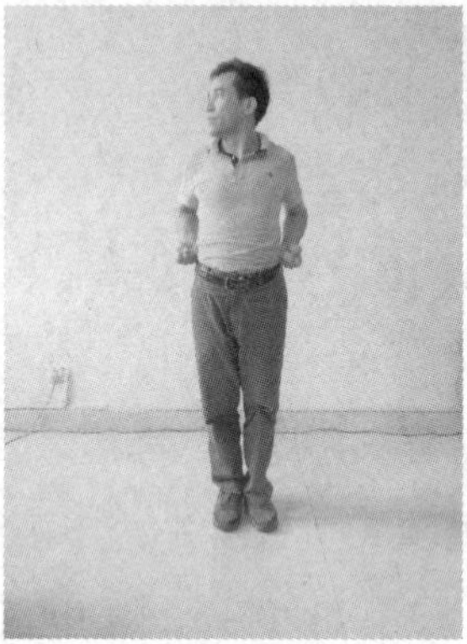

图 10-111　　　　　图 10-112

（3）重心前移至左腿支撑，其他动作不变（见图10-113）。

（4）同时右拳前冲成平拳，左拳收抱腰间；目视前方，重心在左腿（见图10-114）。

（5）要领：挺胸，脚掌紧贴地面，出拳从腰间摩擦而出，出拳有力，目视拳头，脚掌绷直。左右轮流进行。

（6）内外放松：弹踢冲拳能量转化完成后，自然站立，两脚开立，与肩同宽，头要正，颈要直，两肩要平，目视前方，双手自然下垂，自然深呼吸3~5次（见图10-6、图10-7）。

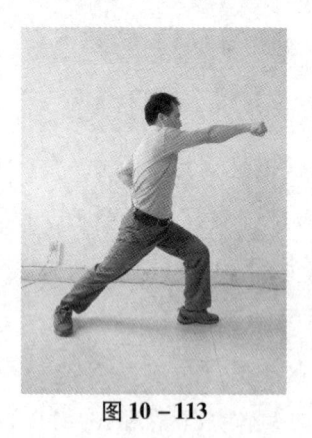

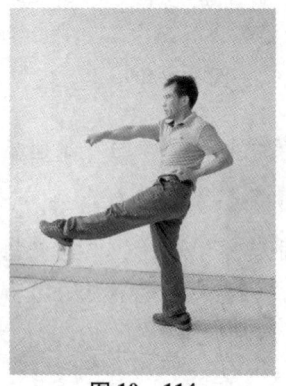

图 10-113　　　　　图 10-114

第七步骤：马步架打能量平衡转化训练

预备姿势：成立正姿势，头部要正，两肩要平，目视前方，手抱拳于腰间，两脚并拢（见图 10 – 115）。

（1）同时右拳前冲成平拳，左拳收抱腰间；左拳先屈膝提起再向前弹踢，目视前方，重心左腿（见图 10 – 116）。

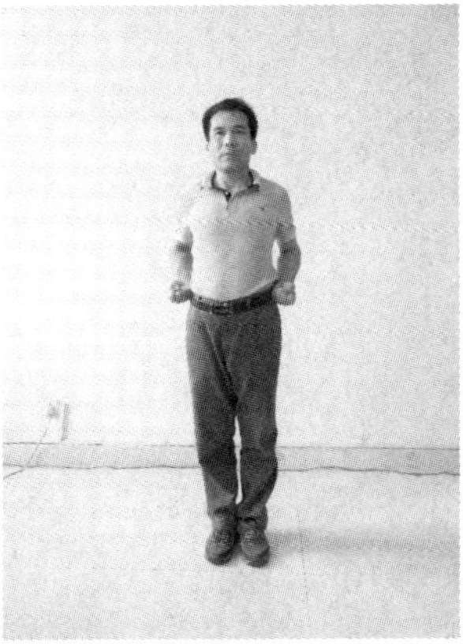

图 10 – 115 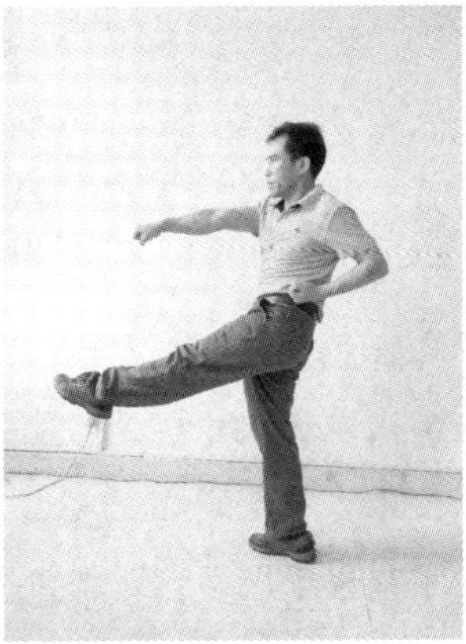　　　　图 10 – 116

（2）接上动作，弹踢冲拳动作，右脚内扣落地，身体左转90度，两腿屈膝下蹲成马步，重心在两腿之间（见图 10 – 117）。

（3）同时左拳变掌，屈臂上架，右拳向右侧冲成平拳，头右转，眼看右侧方（见图 10 – 117）。

（4）动作要点：形成马步时两脚掌内扣，挺胸、挺腰，两脚掌紧贴地面。

（5）注意事项：眼睛随拳方向，训练时左右交替进行，每个动作连续完成 10 次。

（6）内外放松：马步架打能量转化完成后，自然站立，两脚开立，与肩同宽，头要正，颈要直，两肩要平，目视前方，

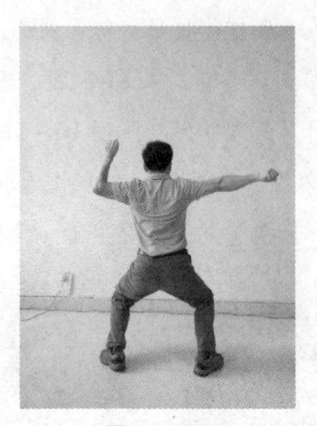

276 武术阴阳平衡模式心理疗法

图 10-117

两手自然下垂,自然深呼吸 3~5 次(见图 10-6、图 10-7)。

第八步骤:外摆腿能量平衡转化训练

预备姿势:成立正姿势,脚掌并拢,头部要正,两肩要平,手抱拳于腰间,两脚并拢(见图 10-118)。

(1)右脚向右前方上半步,左脚尖勾紧,向右侧上方踢起,同时两手张开,成一水平线,两拳变为两掌,左右掌心各自向外,经面前向左侧上方摆动,重心在左腿(见图 10-119)。

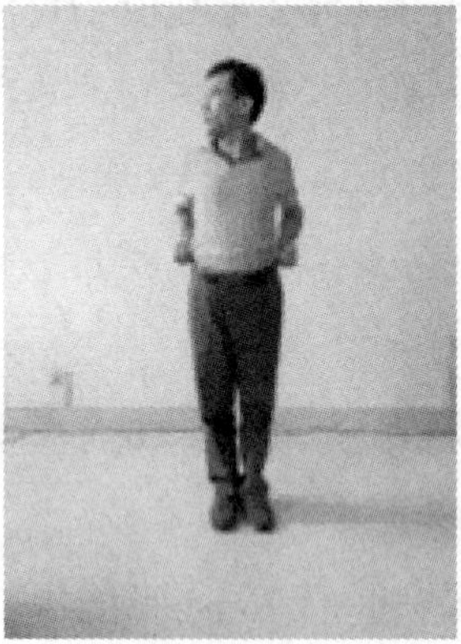

图 10-118　　　　图 10-119

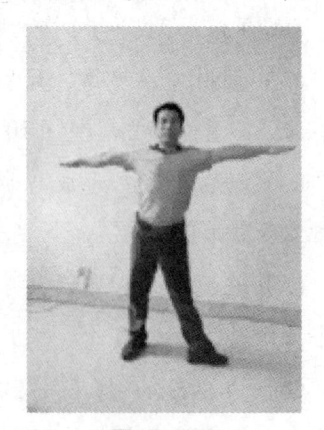

（2）两眼向前平视，重心在右腿，左腿向上踢，盖过头顶高度（见图10-120）。

（3）左掌可在左侧上方击响，也可不做击响。

（4）练习时左右交替进行（各做10次以上）。

（5）动作要点：退步伸直，目视前方，头要正，两手、两肩要平。

（6）注意事项：两腿前后分开，后腿屈膝半蹲，大腿接近水平，全脚掌着地，脚尖外撇，膝与脚尖朝向相同；前腿微屈，膝微内扣，脚背绷平，脚尖虚点地面，身体重心落于后腿上。左脚在前为左虚步，右脚在前为右虚步。

（7）内外放松：外摆腿能量转化完成后，自然站立，两脚开立，与肩同宽，头要正，颈要直，两肩要平，目视前方，两手自然下垂，自然深呼吸3~5次。

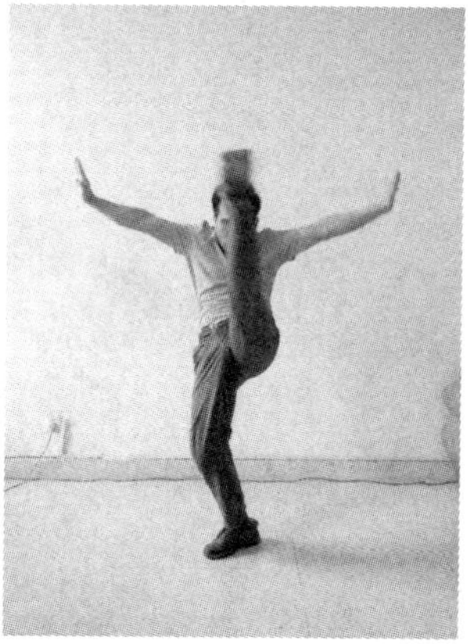

图10-120

第九步骤：侧踹腿能量平衡转化训练

预备姿势：成立正姿势，脚掌并拢，头部要正，两肩要平,目视前方,两手叉腰,两脚并拢。

(1) 两脚并立,两手叉腰。动作时,两腿左右交叉,右脚在前,稍屈膝(见图10-121)。

(2) 接上动作,随即右腿伸直,左腿提起,脚内扣,脚底用力向左侧上方踹出,高于肩部,上体向右侧倒,重心在右腿。眼视左侧方,左右交替进行(见图10-122)。

(3) 动作要点:挺膝、开髋、猛踹,脚外侧朝上,力达脚跟。如果是左脚踹,重心在右腿。如果右脚踹,重心在左腿。

(4) 注意事项:踹脚时,必须目视于踹脚的脚掌。侧踹脚的高度必须根据训练者合适为止。左右交替进行连续10次训练。

(5) 内外放松:侧踹腿能量转化完成后,自然站立,两脚开立,与肩同宽,头要正,颈要直,两肩要平,目视前方,两手自然下垂,自然深呼吸3~5次(见图10-6、图10-7)。

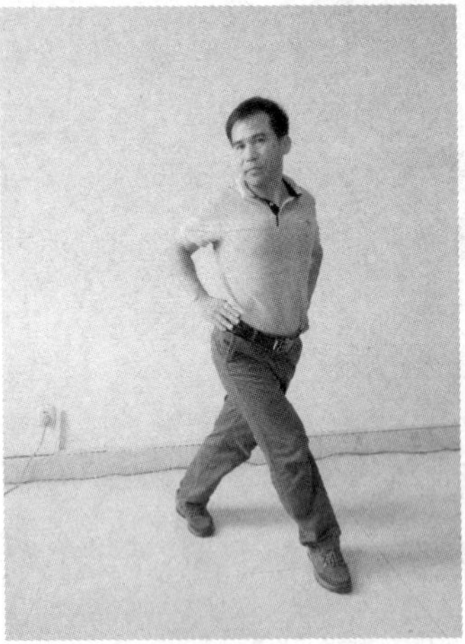

图 10-121 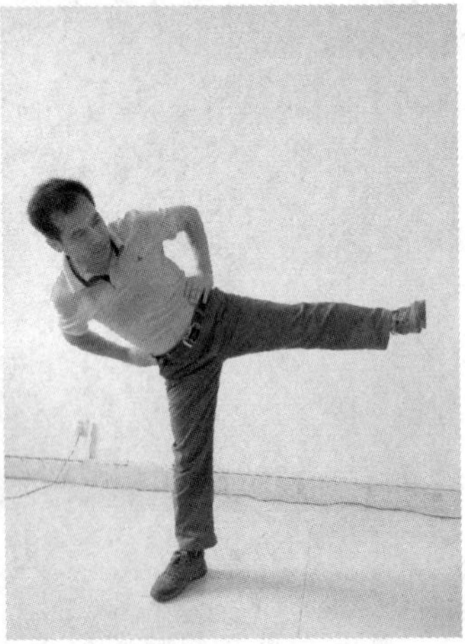　　　　　　　图 10-122

第十步骤：主观（主体）与客观（客体）分离技术

心理咨询师：观察摄影图片（见图10-123），第一眼你看到了什么？（视感觉的选择性记忆）

求助者：有个人在骑自行车。

心理咨询师：看到自行车时，你想到什么？

求助者：想到骑自行车者（骑自行车的人）技术很好。

心理咨询师：为何说他的技术很好？

求助者：在这么又弯又窄的小路上都能自由出入，所以他的技术不错。

心理咨询师：是的，他的技术很好。路面大概有多宽？

求助者：应该是60厘米左右。

心理咨询师：应该是这个宽度。小路的两旁是哪种庄稼？

求助者：种的是玉米。

心理咨询师：画中的天气如何？

求助者：天空晴朗。

心理咨询师：画面中的气温如何？

求助者：天气应该比较热。穿的是短裤，短袖上衣，头上还带着草帽。

心理咨询师：你观察得很细致呀！

求助者：是你教我的方法呀（笑了）！

心理咨询师：你现在闭上眼睛，描述一下画面。

求助者：天空晴朗，玉米开花，空气很好，有一个人在又弯又窄的玉米地，自由自在地骑自行车，他的技术很好。

心理咨询师：你再看看另外一幅画面（见图10-124）。你第一眼看到的是什么？

求助者：很多人在河里。

心理咨询师：在干什么？

求助者：她们都是在洗衣服。

心理咨询师：河水的深度如何？

求助者：不是很深，有人站在河里。

心理咨询师：河面大概有多宽？

求助者：河面还是比较宽的，有十多个人成一排在洗衣服，至少有20米以上的河面。

心理咨询师：应该有20米以上的宽度。画面的场景是农村还是城市？

求助者：应该是农村比较合适。

心理咨询师：你是如何判断的？

求助者：现在城市的小河没有那么干净，河水有污染，不适合洗衣服，只有山区农村才有这样的河水，城市人都用洗衣机，所以是农村的河水。

心理咨询师：还可以从哪些方面可以说明是农村的河水？

求助者：小河旁边的建筑，这些建筑是不整齐的，没有系统性和规划性，比较凌乱。

心理咨询师：应该是农村的小河，农村建筑有一种凌乱美。这在可以美学上可以找到这种理论，根据美学的理论，凌乱是一种美，这就叫作凌乱美。

求助者：在画面中有几棵凌乱的柳树，参差不齐、高矮有致的农家小屋，看起来也很美。

心理咨询师：是的，这样的画面也很美。我们再来观察一下第三张图片（见图10-125），在画面中，你第一眼看到的什么?

求助者:第一眼看到的是三只鸭子。

心理咨询师:在画面中你第二眼看到的什么?

求助者:有一个人在小河边放牛。

心理咨询师:小河水的深度大概是多少?

求助者:大概不到1米,应该是在70厘米左右的深度。

心理咨询师:你是如何判断小河的深度的?

求助者:看到牛下水,水涨到牛腿的部位。

心理咨询师:小河的流水是否有急流?

求助者:小河是很平静的。

心理咨询师:你再看一下,画面中能看到的是三只鸭子吗?

求助者:是四只鸭子,还有一只在河水中,第一眼没有看清楚(笑了)。还是老师观察得细致。

心理咨询师:也是第二次才看清楚的。画面中反映的是什么季节?

求助者:是春天吧?

心理咨询师:春天的草有那么高、有那么茂盛吗?

求助者:应该是夏季!

心理咨询师:正确,春天的草刚刚长出来,没有那么茂盛的。你现在再闭上眼睛,描绘一下画面。

求助者:行!在画面中有三只鸭子在小河边的草地上,有一只鸭子在河水中游动,还有一个人在小河边放牛,牛在小河中一边吃草一边准备上岸,那个人头上还戴着帽子,河水很平静,是反映一个夏季美丽的村庄(笑了)。

心理咨询师：描述得很好，是一个美丽夏季的村庄。你的记忆恢复很快。

求助者：谢谢老师的夸奖！

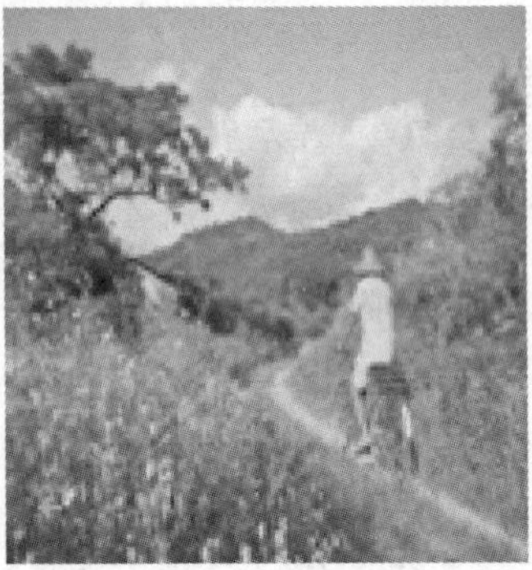

图 10 - 123

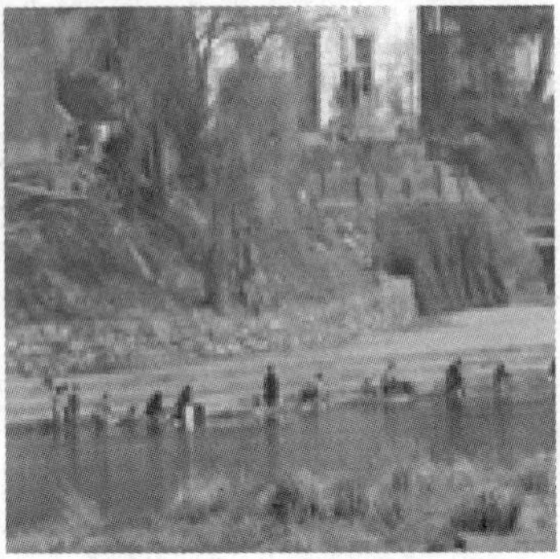

图 10 - 124

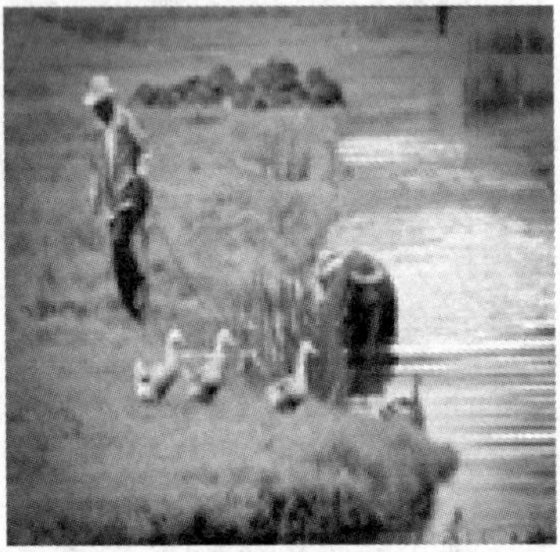

图 10 - 125

第十一步骤：布置家庭作业

（1）继续本次的武术阴阳平衡模式心理能量平衡转化训练。

（2）记忆能量平衡转化平衡训练，主观情绪情感与客观事物分离训练。

（3）反省和检查自己的不合理认识，运用正确的逻辑思维建立合理的认识。

（4）每天坚持慢跑，每天延长 50~100 米的路程。

（六）具体咨询过程（节选 5）

第五次心理咨询（2010 年 4 月 23 日）

（1）继续运用武术阴阳平衡模式心理能量转化（过程略）。

（2）运用武术阴阳平衡模式心理能量放松训练，帮助求助者消除压抑的情绪，紧张、焦虑情绪（略）。

（3）引导求助者想象进入考场时的感受，使来访者感到紧张不安、手心出汗、心跳加速等，同时在咨询员的指导下，开始进行放松训练。

布置家庭作业：每天练习渐进式肌肉放松法 2~3 次，

所谓放松，是指努力体会肌肉结束紧张后的舒适、松弛的感觉，比如热、酸、软等感觉，可以在早晨醒来和夜晚睡觉前各做一遍。

第一，头部放松：用力紧皱眉头保持 10 秒钟，然后放松；用力闭紧双眼，保持 10 秒钟，然后放松。用舌头抵住上腭，使舌头前部紧张，保持 10 秒钟后放松。

第二，颈部肌肉放松。将头用力下弯，努力使下巴抵达胸部，保持 10 秒钟，然后放松。

第三，腹部肌肉放松。绷紧双腿，并膝伸直上抬，保持 10 秒钟，然后放松。将双脚向前绷紧，体会小腿部的紧张感 10 秒钟，然后放松，还有肩部、臀部、胸部等肌肉的放松。

第四，想象放松法。人的想象具有暗示、补充、预见功能。考试前通过对一些广阔的、宁静的、舒缓的画面或场景的想象，达到放松身心的目的。

（七）具体咨询过程（节选6）

第六次咨询（2010年5月2日）

（1）任务。

总结性咨询，加强运用武术阴阳平衡模式心理能量平衡转化训练，改变多愁善感的个性，学会和运用主观情绪情感与客观事物分离的技术，通过审美客观事物，进行科学理性分析，并运用于生活实践，达到阴阳平衡的心理水平，消除压抑、焦虑、紧张情绪。

（2）方法。

回顾总结。心理咨询师与来访者回顾整个心理咨询过程，心理咨询师鼓励抑郁症患者坚持武术阴阳平衡模式心理能量平衡转化训练，并整理心理咨询笔记，以便患者将来容易实现自我训练。

（八）结束与巩固阶段

第七次咨询（2010年5月11日）

与来访者共同总结咨询心得，巩固、检查咨询效果。再做SAS得38分，做SDS得38.5分，求助者的抑郁情绪、紧张焦虑情绪显著减轻，第二次大学英语四级考试顺利过关。谈话非常轻松有力，求助者自己叙述，第二次大学英语四级考试没有出现抑郁和紧张情绪，额头没有出汗，手心也没有出汗，手不会颤抖，很平静、很顺利。以前考试的抑郁、紧张、焦虑情绪都消失了。

(九) 咨询效果评估

(1) 求助者自我评价：心理方面，记忆恢复正常，不会丢三落四，与同学能够正常友好交往，情绪稳定、多愁善感消除、睡眠恢复正常；生理方面，经期正常，闷气消失，脾胃正常，饮食正常，考试时不再紧张，能够以从容、沉着的心态应对考试。

(2) 咨询师评价：对比求助者第一次来的情况，言谈中流露出积极健康的情绪，表情丰富，眼神充满光芒、有神。她对将来有了正确、合理的认识，能够以平常心来看待考试。

正确看待名誉、荣耀、名声等自尊问题，建立合理需求，正确认识自我，消除主观情绪投射，主观情绪情感与客观事物分离，达到阴阳平衡的、健康的心理状态。

(3) 教师和家长的评价：任课教师反映她近来学习兴趣提高，上课注意力集中，考试成绩有回升的趋势。她与家长情况沟通良好，家长不再给她施加学习压力。积极参加班集体的各种活动，她表现出热爱生命、热爱学习和生活的积极心理。

(4) 本案咨询效果比较显著，但在本次咨询中有些方面做得还不够好，咨询技术还有待提高。

(十) 咨询师对本次咨询案例的总结

本个案中的当事人，被抑郁情绪、多愁善感、紧张、焦虑情绪困扰，究其原因有二。

其一，主观情绪情感与客观事物没有分离，属于阴阳失衡心理。即是容易把主观情绪投射到客观环境中，过分关注自我，过度强调自我，对自我的名誉、名声、荣耀等问题的关注程度大于对客观事物的关注程度，对于客观事物缺乏的科学分析，看待客观问题失去理性。在感知和记忆内容的负性能量大于正性能量；负性情绪能量大于正性情绪能量，负性能量长期囤积，并且不能把负性能量进行转化，引发阴阳失去平衡的问题，这是产生抑郁症的重要因素。

其二，是父母给予其学习压力过大，造成她对考试格外看重，把父母给的压力转化为自己的压力，致使其产生压抑、紧张、焦虑等不良情绪；把英语四级考试与将来的毕业和就业压力联系起来，加重了她的压抑、紧张、焦虑情绪。

第一个问题是与求助者厘不清思路，没有发现导致抑郁情绪、多愁善感、记忆力下降、头晕困扰的真正原因，问题不明确，就无法决策，也无法提出相关解决办法。一旦让求助者意识到这一点，并鼓励其采取实际行动，学会决策，问题就比较容易解决。同时，随着问题的明朗和解决，当事人的情绪、认知、行为都会发生变化，并从中获得成长和进步。

第二个问题是与当事人的不合理信念相联系的。即求助者有英语四级考试过关才能毕业，不过关就不能毕业，不能毕业就永远找不到工作的非理性认识。

当然，能迅速抓住求助者的问题，得益于她良好的分析问题的能力。良好咨询效果的取得，离不开她强烈的求诊动机和较高的悟性。因此，咨询目标的达成，是来访者个人努力的结果。

参考文献

［1］车文博．当代西方心理学新词典［M］．长春：吉林人民出版社，2001.

［2］郭念锋．国家职业资格培训教程．心理咨询师．二级［M］．北京：民族出版社，2005，8（1）．

［3］刘敬儒．八卦掌术真图谱［M］．北京：北京体育大学出版社，2003.

［4］孟昭兰．情绪心理学［M］．北京：北京大学出版社，2005.

［5］彭聃龄．普通心理学［M］．北京：北京师范大学出版社，2012.

［6］王凤姿，周科慧，钟碧来．蝶变·心理咨询案例精选［M］．武汉：武汉大学出版社，2012.

［7］心理卫生评定量表手册（1999）．增订版［M］．中国心理卫生出版社，1999.

［8］新体育杂志社．武术入门［M］．浙江：浙江人民出版社，1983.

［9］钟碧来．文学形象的情绪启动效应对人的记忆的影响研究［J］．心理科学，2010，33（2）．

［10］Judith S. Beck．认知疗法．基础与应用［M］．翟书涛，等译．北京：中国轻工业出版社，2006,

后 记

在本书撰写和出版之前，笔者原本并未产生推广的想法，这种模式的应用，纯属自己从事心理工作的需要进行的探索。因为，前来求助者的神经性抑郁症患者大部分是从医院转来的，在他们当中，有持有病历的，有已经畏惧服药的，也有对自己已经失望的。当时，我抱着试一试的想法开展临床验证。通过与患者的共同努力，患者的自我心理报告和家属报告显示，结果有效，并且比较理想，而且不用服药。

最初的探索来源于 1995 年 10 月，有一位求助者，汉族，女，23 岁，大专，前来我办公室求助，在她的病历中显示她属于重度抑郁症。根据她的自述和父母的陈述，她已经病重多年，经历多家医院的心理专家治疗、住院、服药，不仅病情未愈，复发反而加重，患者的父母均是医生，却对其病情感到无奈和绝望。当时我校的心理咨询工作室刚刚成立，笔者刚担任心理咨询和心理辅导工作。当时笔者就问自己：能帮她吗？她既然前来求助和信任，笔者就下定决心帮助她，试一试能否帮她走出抑郁的情绪困惑，并且严格遵守心理咨询的工作规程。当时，笔者所采用的正负情绪能量转化模式正是源于武术阴阳运动平衡训练的启发，经过半年的努力，没有服药，她的情绪就慢慢好转起来，但理论依据还尚未成熟。

西方的心理咨询和心理治疗模式已经逐渐在我国普遍开展，不同的国情、不同的环境形成的心理问题是有所差异的，西方的心理治疗模式不一定完全适用于我国国情和环境下生存的国民心理问题。从事心理咨询工作以来，笔者一直在思考这个问题：神经性抑郁症患者药物治疗为何会出现病情复发？仅仅依靠药物治疗抑郁情绪问题是否完善，真正的核心问题在哪儿？

中国有一句古语："心病还要心药医。"神经性抑郁症患者的"心药"该去哪里找？最终，笔者还是从自己身上找到了。因为笔者是中国武术爱好者，并对其颇有研究，所以也明白武术非常讲究攻防的阴阳平衡。于是笔者从中得到启示，既然武术训练过程可以稳定情绪，强调动作和动力的"意念"，也就是强调"专注和集中"，强调阴阳（正负）平衡转化，那么含蓄的情绪能量也是可以相互转化的。

本书能够得以出版，首先要感谢前来求助的患者对笔者的信任和工作的支持，不仅配合笔者的临床验证，而且提供了许多临床个案；同时感谢导师郑希付教授在学习、工作中给予笔者的帮助和解惑；另外，感谢广州中医药大学的邱鸿钟教授、梁瑞琼教授，广东行政职业学院的王凤姿教授，他们一直鼓励笔者就临床经验撰写成理论。如果没有他们的支持和鼓励，一切只能是孤花自赏，笔者也就没有撰写本书的动力。

在本书的撰写过程中，参考了大量的资料，在此，笔者对所参考资料的作者表示真诚的感谢。由于理论水平和能力所限，书中难免存在缺点和不足之处，敬请广大读者不吝赐教，愿共商讨。

钟碧来
2015 年 10 月 18 日

图书在版编目（CIP）数据

武术阴阳平衡模式心理疗法／钟碧来著．—
北京：中国书籍出版社，2015.12
ISBN 978-7-5068-5291-3

Ⅰ.①武… Ⅱ.①钟… Ⅲ.①武术—体育心理学—
应用—精神疗法—研究 Ⅳ.①R749.055

中国版本图书馆 CIP 数据核字（2015）第 277495 号

武术阴阳平衡模式心理疗法
钟碧来 著

策划编辑	李立云
责任编辑	魏焕威　李立云
责任印制	孙马飞　马芝
封面设计	北京楠竹文化发展有限公司
出版发行	中国书籍出版社
地　　址	北京市丰台区三路居路 97 号（邮编：100073）
电　　话	（010）52257143（总编室）　（010）52257140（发行部）
电子邮箱	yywhbjb@126.com
经　　销	全国新华书店
印　　刷	北京厚诚则铭印刷科技有限公司
开　　本	880 毫米×1230 毫米　1/32
字　　数	210 千字
印　　张	9.5
版　　次	2015 年 12 月第 1 版　2016 年 2 月第 2 次印刷
书　　号	ISBN 978-7-5068-5291-3
定　　价	38.00 元

版权所有　翻印必究